Bordeaux. — Imprimerie Adrien Boussin, rue Gouvion, 20.

DES MOYENS DE GÉNÉRALISER

L'ALLAITEMENT MATERNEL

DES MOYENS

DE GÉNÉRALISER

L'ALLAITEMENT

MATERNEL

MÉMOIRE COURONNÉ PAR LA SOCIÉTÉ PROTECTRICE
DE L'ENFANCE DE PARIS (PRIX 1874)

PAR

le Docteur SEGAY

CHIRURGIEN HONORAIRE DES HOPITAUX DE BORDEAUX

PARIS
GERMER BAILLIÈRE, LIBRAIRE-ÉDITEUR
Boulevard St-Germain, 108

1878

INTRODUCTION

C'est une loi de la nature que tout produit vivant tire sa subsistance et les éléments de sa conservation du milieu même où il a reçu la vie. Aucun être vivant, animal ou végétal, n'échappe à cette loi ; chez le végétal, la graine, en tombant sur la terre qui l'a fait naître, y retrouve les éléments d'une vie nouvelle qui assure la propagation de l'espèce. Que la graine ou semence vienne à tomber sur un terrain qui lui est étranger, il y a à craindre pour la vie et la continuité de la reproduction.

C'est en vertu de cette loi que, dans la classe des mammifères, nous voyons toutes les femelles nourrir leurs petits de leur lait, et, comme cette fonction est commune à l'homme et à l'animal, la femme doit allaiter l'enfant auquel elle a donné naissance.

Chez les animaux et chez les végétaux, quand la loi naturelle n'est pas suivie, le sujet est en état de souffrance, l'espèce décroît ou meurt.

Il en est de même dans l'espèce humaine, dont il faut attribuer, en grande partie, la dégradation physique à la dérogation à cette loi.

Chez l'homme, libre et responsable, la morale vient remplacer l'instinct, quand le sentiment naturel ne prévaut pas, et la religion, qui sait tous les besoins de l'homme et le protége, depuis le berceau jusqu'à la tombe, a fait de l'allaitement maternel un des devoirs les plus sacrés [1].

Je n'irai pas chercher, pour établir l'obligation imposée à la mère d'allaiter son enfant, les opinions des historiens et des philosophes; il me suffira de dire qu'ils sont unanimes sur ce point, qui est une des bases de toute société.

Un aperçu rapide des coutumes des divers peuples ferait voir que, partout où l'allaitement maternel a été en honneur et religieusement pratiqué, la vie, la force nationale se sont toujours manifestées, et qu'au contraire, quand on

La première femme qui devint mère dut nourrir son enfant elle-même. L'allaitement maternel remonte donc à la création de l'homme et de la femme; il est, par conséquent, d'institution divine. (Docteur Brochard, *all. mat.*, page 1).

s'est dispensé de l'observance rigoureuse de ce devoir, la dégénération des individus, des familles et des peuples en a été bientôt la conséquence.

Hélas ! où trouver un exemple plus frappant de cette vérité que dans notre patrie. Il serait facile de démontrer que la décadence physique n'a été chez elle que la conséquence de la décadence morale, du relâchement des mœurs publiques, et que la déchéance politique temporaire où se trouve la France, n'a été que le fait d'organisations moins fortes, de caractères moins bien trempés.

Voilà ce que deviennent la force individuelle et la force d'un peuple, par le mépris des lois naturelles, morales et religieuses.

Espérons que le retour aux saines traditions rendra à notre patrie le rang qu'elle occupait dans le monde !

Avant d'exposer les moyens de généraliser l'allaitement maternel, je rechercherai les causes principales qui, depuis longtemps déjà, l'ont fait beaucoup négliger. Ce sera l'objet d'un premier livre, dans lequel je parlerai de l'affaiblissement du sentiment moral et religieux, des idées matérialistes de notre époque, de la vie moderne, de l'éducation vicieuse en général, de la dégénération de l'espèce humaine, du mauvais vouloir, de l'impuissance, de la honte, et enfin, de l'ignorance et de l'erreur, qui constituent, à mon sens, une des principales causes de l'inobservance de l'allaitement maternel.

Ainsi, je montrerai que l'allaitement maternel prévient les accidents et maladies des suites de couches ; je signalerai l'influence sur la généralisation de l'allaitement maternel, des diverses doctrines sur les maladies puerpérales, qui ont régné dans la science, et l'erreur des idées modernes sur ce sujet, les influences diverses : du père, du médecin, de la sage-femme, et aussi des mœurs médicales, de la situation du médecin et de la sage-femme dans notre société moderne.

Dans un deuxième livre sur les moyens de généraliser l'allaitement maternel, je les diviserai en moyens qui s'adressent à la mère et en moyens qui s'adressent à la société.

Les moyens qui s'adressent à la mère seront divisés en mobiles qui mettent en jeu son intérêt personnel et en mobiles qui excitent son amour maternel.

Les premiers formeront le tableau des maladies et des accidents auxquels est exposée la mère qui n'allaite pas son enfant ; les seconds auront pour objet de lui démontrer quels seront, pour l'enfant, les dangers de l'allaitement mercenaire et les avantages de l'allaitement maternel.

Poursuivant l'exposé des moyens que la société doit employer pour généraliser l'allaitement maternel, j'indiquerai les réformes que je crois indispensables dans l'éducation et l'instruction de la jeunesse, et je dirai comment on peut relever, dans les Facultés, les Ecoles de médecine et d'accouchement, l'*instruction pratique,* basée sur la saine observation de la nature, qui ramènera à la vérité sur la question qui nous occupe.

Au sujet de la situation du corps médical et des sages-femmes, je réclamerai que cette situation soit améliorée d'urgence. A ce propos, je signalerai un projet qui, à mon avis, peut avoir une influence considérable sur la généralisation de l'allaitement maternel : c'est la création d'associations, de sociétés de secours mutuels de sages-femmes, afin d'améliorer leur bien-être et d'élever leur niveau moral et intellectuel.

Je terminerai par un exposé sommaire des services que les Sociétés protectrices de l'Enfance ont rendus et peuvent rendre encore au point de vue de la généralisation de l'allaitement maternel.

Obligé, par la nature de mon sujet, de toucher à des points délicats, si je critique parfois les institutions et les mœurs, mon unique ambition est de produire quelque bien sans blesser personne, ni aucun sentiment digne de respect.

DES MOYENS DE GÉNÉRALISER

L'ALLAITEMENT MATERNEL

LIVRE I.

Causes qui ont fait négliger l'allaitement maternel.

Avant d'indiquer les moyens de généraliser l'allaitement maternel, il faut étudier les causes qui l'ont fait, sinon tomber en désuétude, du moins beaucoup négliger. Ces causes sont nombreuses.

Plaçons en première ligne, comme les dominant toutes, l'affaiblissement du sentiment moral et religieux, les idées matérialistes de notre époque.

Chapitre I.

Affaiblissement du sentiment moral et religieux ; idées matérialistes de notre époque.

L'homme qui a reçu de ses parents ce sentiment déjà affaibli, l'a transmis lui-même, plus faible encore, à sa famille, et c'est ainsi qu'après un certain nombre de générations, ce sentiment est réduit à si peu de chose, qu'on le dirait prêt à s'éteindre. Cependant, le sentiment religieux, quand il est développé et établi dans le cœur des générations, leur dicte les lois de la morale la plus pure ; il est, on peut le dire, le régulateur le plus parfait de tous les actes de la vie. La preuve la meilleure que nous puissions donner de la vérité de cette assertion, au point de vue de la question présente, c'est que, à peine l'enfant est-il venu au monde, il fait un devoir à la mère de l'allaiter, devoir qui, tout en imposant des sacrifices à cette dernière, est une source d'avantages pour elle-même, pour l'enfant, et, par suite, pour la société.

C'est ce même sentiment religieux qui prescrit à l'époux d'user de toute son influence afin que ce devoir soit rempli, et l'oblige à devenir pour la mère un auxiliaire puissant dans cette œuvre capitale.

Je sais bien qu'il existe une École, dite de la Morale indépendante, qui prétend que le devoir n'a pas besoin que l'idée religieuse le produise nécessairement, et que la satisfaction que l'on éprouve du devoir accompli est suffisante pour le récompenser, que l'attrait seul de cette satisfaction peut engendrer la morale et le devoir.

Il est possible que, chez quelques natures d'élite, cette morale, dite indépendante, produise ce résultat ; mais on ne saurait dire qu'il en est ainsi pour le plus grand nombre, et, ce qu'on peut affirmer, c'est que, si quelquefois elle peut engendrer l'idée du devoir, elle est incapable de produire le sacrifice et la vertu (1) ; donc, la morale indépendante n'est pas un mobile qui puisse supporter le moindre parallèle avec le sentiment religieux.

Si le sentiment religieux était plus fort qu'il ne l'est aujourd'hui, toutes les femmes allaiteraient leurs enfants : « C'est mon devoir, Dieu

(1) La vertu seule peut donner à la femme le courage, la persévérance que réclament les soins de la maternité ; il lui faut cette force surnaturelle, qu'elle ne peut puiser que dans la religion.

le veut, dirait la mère. » Il n'y aurait que celles qui seraient jugées par le médecin incapables de nourrir qui devraient s'en dispenser.

Voilà qui ferait place à toutes les autres considérations, et qui, à défaut de l'amour maternel et de ces sentiments que l'on trouve, dit-on, chez quelques natures exceptionnelles, amènerait toutes les mères à allaiter elles-mêmes leurs enfants.

Si encore la philosophie pouvait venir au secours de cet affaiblissement des croyances religieuses, qui est général, et qui se manifeste d'une manière particulière chez l'homme vers l'âge des passions, il pourrait en résulter une certaine morale, qui deviendrait pour plusieurs une règle de conduite.

Mais cet enseignement philosophique n'est donné qu'à quelques classes privilégiées ; il fait complètement défaut dans les masses [1].

Il serait à désirer que des notions de logique, de morale et de théodicée fussent données au jeune apprenti, à l'ouvrier, parallèlement à l'enseignement religieux proprement dit. Ces notions

(1) Il existe dans certaines villes, à Bordeaux par exemple, des écoles d'adultes, où il y a des cours sur toute espèce de choses, excepté sur l'instruction religieuse, la logique, la morale et la théodicée.

ne feraient que corroborer les croyances religieuses.

A peine le jeune ouvrier est-il entré dans un atelier ou dans le monde, que sa foi religieuse est sapée par la base ; s'il lui restait au moins la croyance en Dieu, la morale et ses enseignements, il pourrait se guider dans bien des circonstances de la vie ; mais il ne lui reste plus rien : l'obscurité la plus complète l'environne, et c'est pendant cette période, qui durera jusqu'à l'âge mûr, qu'ont lieu les actes les plus importants de son existence : le mariage, l'éducation des enfants, etc.

Il est donc vrai de dire que cette absence du sentiment moral et religieux, chez le plus grand nombre, est la conséquence des idées matérialistes de notre époque ; il en résulte que les idées de bien-être, de commodité et de plaisir, ont remplacé les idées de devoir, de sacrifice, de vertu.

On court exclusivement après les jouissances matérielles, abandonnant les jouissances spirituelles, celles que donnent le témoignage d'une bonne conscience, le sentiment du devoir accompli et l'espoir des récompenses divines.

Chapitre II.

Vie moderne.

On doit comprendre quels peuvent être les résultats des causes que je viens d'indiquer. Dans une société dévorée par l'amour du plaisir et la soif de l'or, l'acte le plus solennel de la vie, celui par lequel l'homme perpétue sa race et assurerait son véritable bonheur, s'il travaillait à le préparer, n'est plus qu'une question d'intérêt; c'est l'argent, la position qu'il recherche, et non l'estime et l'affection réciproques. Aussi que de fois, dès le début de cette nouvelle vie, voit-on le triste tableau de deux êtres désunis! C'est dans ces conditions désolantes qu'a lieu la procréation, et, ce qui était considéré autrefois, à juste titre, comme le but sacré du mariage, n'est envisagé aujourd'hui que comme un inconvénient, presque une maladie. Bientôt la grossesse arrive. Prendra-t-on, dans la famille, toutes les précautions que comporte un semblable état? Non; les exigences sociales sont là, impérieuses. La femme riche veut paraître, il faut qu'elle aille dans le monde, les soirées et les bals; le luxe est extravagant, ruineux. Dans une autre classe de la société, il faut conserver son crédit ; il faut étendre ses relations sociales, le cercle de ses affaires à tout prix, même par l'intrigue ; la vie de famille, il ne peut plus en être question ! Emportée par le tourbillon du monde, que de fatigues va éprouver la jeune épouse [1].

Chez l'industriel, le petit commerçant, la jeune femme est exposée aussi à bien des lassitudes. Ne faut-il pas qu'elle soit à la fois à son ménage et aux affaires de son mari, dont elle est souvent le coopérateur le plus actif.

Chez l'ouvrière, c'est l'atelier, la manufacture qui réclament la plus grande partie de son temps et qui la surmènent. Or, comme nous le voyons, dans les diverses classes de la société, la femme est soumise à des fatigues exagérées, de là la fréquence des avortements, des grossesses pénibles avec toutes leurs conséquences.

La grossesse arrivée à son terme, c'est bien autre chose. Autrefois, dans les familles riches ou pauvres, on se félicitait de cette situation, en

(1) Fréquemment les filles sont mariées trop jeunes, ce qui compromet l'avenir et la santé. Il en est de même, de cette manie moderne de courir les voyages et les hôtelleries, sitôt après la célébration du mariage ; ne sont-ce pas encore des conditions déplorables pour la procréation ?

attendant patiemment l'heureuse délivrance. De nos jours, je le répète, l'accouchement est considéré, non comme un acte physiologique, mais comme une véritable maladie, comme une opération chirurgicale à subir.

Il est vrai que, par suite d'une civilisation énervante de la dégénération de l'espèce, etc., l'accouchement est devenu moins normal qu'autrefois et plus souvent suivi de résultats funestes. A peine la femme ressent-elle les premières douleurs de l'enfantement, que déjà elle veut être délivrée. Et ne venez pas lui dire que c'est une loi de la nature, ne lui parlez pas du : *Mulier, parturies in dolore!* Elle veut voir au plus tôt terminer ses souffrances ; elle l'exige et l'on trouve des médecins assez faibles pour se livrer, sans motifs suffisants, à une intervention active (1).

(1) Beaucoup d'observations ont été publiées sur les traumatismes consécutifs à l'intervention de l'accoucheur. M. Budin en a fait une bonne étude d'ensemble qu'on consultera avec fruit (Dr de Fourcauld, *Gaz. des Hôpit.*, no 120, 1878). Il la termine en appelant l'attention des praticiens sur la nécessité de faire un diagnostic précis avant de commencer toute opération.

« Toutes les fois que la nature n'agit pas seule, l'accoucheur, dit M. Budin, doit savoir se décider à intervenir. Il doit, de plus, se décider à temps, choisir les procédés les moins dangereux pour le fœtus et surtout pour la mère. » (Des lésions traumatiques chez la femme dans les accouchements artificiels, par le docteur Budin. Paris, O. Doin, 1878).

Je laisse à penser si cette pratique, qui tend à se généraliser, n'est pas faite pour jouer un rôle dans l'affaiblissement de la santé de la femme, si compromise déjà par les diverses causes que nous venons de signaler [1].

CHAPITRE III.

Éducation vicieuse.

Par suite des causes morales déjà citées, l'enfant, dans la vie moderne, n'est plus considéré comme un être à élever pour Dieu et la société, c'est, dans une certaine classe sociale, un amusement, une distraction pour des parents qui ne voient que leur intérêt, leur fantaisie, leur plaisir; ils aiment leur enfant, non pour lui, mais pour eux-mêmes; quand il aura quelques années,

(1) On pourrait en dire autant de cette pratique vicieuse qui consiste, *sitôt l'accouchement terminé*, à extraire *brusquement* le placenta, c'est-à-dire, de pratiquer, dans tous les cas, la délivrance artificielle, ce qui est contre les règles de l'art, peut surprendre la matrice non contractée, amener des hémorrhagies plus ou moins graves, quelquefois mortelles, et, le plus souvent, des pertes de sang qui affaiblissent les mères et les rendent impuissantes à allaiter, en retardant plus ou moins longtemps la réaction qui précède ou accompagne la montée du lait.

il sera une heureuse diversion aux ennuis et aux peines de la vie moderne. Dans la classe ouvrière, l'enfant est une charge; pour la fille-mère, c'est une honte.

Le plus souvent, il est livré à l'allaitement mercenaire, et c'est une femme, qui prive son propre enfant de son lait pour en trafiquer, qui est chargée de donner à un autre enfant confié à ses soins, avec sa première nourriture, sa première éducation. En général, la femme riche n'allaite pas ; la femme du petit commerçant est à ses affaires ; l'ouvrière, à l'atelier.

Si l'enfant a le bonheur de ne pas mourir en nourrice, il est remis à sa famille, et, une fois dans ce milieu, que va-t-il devenir, au point de vue de son développement physique et moral? A peine son intelligence commence-t-elle à poindre, que déjà on veut lui donner de l'instruction. Il faut qu'il arrive de bonne heure. Aussi, il est bientôt remis aux soins de l'instituteur, car il faut qu'il soit instruit par les méthodes les plus expéditives ; il faut qu'il travaille, qu'il soit le premier de sa classe. Nos pères laissaient développer le corps en liberté et ne s'occupaient de l'intelligence que lorsque la croissance était arrivée à un degré convenable ; on s'attachait à suivre dans la culture de l'esprit le mouvement de progression des forces physiques. Maintenant le système mis en vigueur est tout différent. Pour de vaines satisfactions d'intérêt ou d'amour-propre, on compromet la santé des enfants; aussi, de même que les arbres que l'on a taillés à fruit avant le temps, les enfants sont bientôt affaiblis dans leur constitution et leur tempérament ; ils deviennent malades, et si, par une culture intellectuelle excessive et prématurée, ils ont pu donner quelques résultats précoces, ils ne tardent pas à s'étioler, à languir, et ne réalisent pas, le plus souvent, les espérances qu'on avait fondées sur leur avenir.

Les jeunes filles sont soumises également à ce système vicieux d'éducation. Il faut que non-seulement elles aient une instruction très étendue, mais qu'elles possèdent tous les arts d'agrément ; et, pour cela, on ne craint pas de condamner de frêles et chétives créatures à un travail forcé de tous les jours, récréations rares, travail intellectuel considérable, travail mécanique qui déprime les forces et qui, par son abus, excite le système nerveux, produit la chlorose, l'anémie, le nervosisme : je veux parler de l'étude immodérée du piano.

Depuis quelques années, il s'est introduit un usage, j'allais dire une mode, dans l'éducation des jeunes filles : c'est celle de subir des examens pour l'obtention des diplômes universitaires. On ne saurait croire l'étendue des matières exigées et les travaux auxquels on soumet ces jeunes filles pour les faire arriver à ce but. Si du moins l'on se contentait de suivre les programmes officiels, obligatoires... Mais il est loisible d'obtenir des suppléments, en répondant sur des matières formant une partie facultative, et pour peu que cela continue, toutes les branches des connaissances humaines, et d'une manière illimitée, deviendront l'objet de ces suppléments. Je consens, ainsi que le dit Molière, « qu'une femme ait des clartés de tout ; » je sais que l'instruction peut être pour elle-même et, par suite, pour la famille et la société, une source d'avantages; mais il y a là, évidemment, un abus auquel il faut remédier, parce qu'il est pour les jeunes filles une cause puissante d'altération de la santé.

Dans une Académie de province, il s'est présenté à ces examens, dans une seule session, plus de 200 aspirantes (400 en juillet 1878). Parmi les éliminées, nous avons pu constater un très grand nombre de ces malheureuses enfants en proie à des accès nerveux, à des convulsions, etc. Voilà ce que la société moderne fait de la jeune fille. Aussi présente-t-elle la pâleur des tissus, l'aglobulie, l'anémie, la prédominance du système nerveux ; le système musculaire est peu développé, la poitrine rétrécie, les seins à peine indiqués, au point qu'un auteur a pu s'écrier : « La mamelle se meurt, la mamelle est morte. » Chez elle, le bassin est étroit ; on voit un certain degré d'amaigrissement, l'altération des formes et de la beauté [1].

(1) Je ne parle pas ici des infractions à l'hygiène et à la morale : de l'abus des fêtes, des bals, des lectures frivoles ou dangereuses, etc.

Chapitre IV.

Dégénération de l'espèce humaine [1]

Dans le règne humain, de la paternité, de la maternité, de la filiation dépend la destinée des peuples et l'avenir de la race.

Soit comme force, beauté de formes et santé ; comme raison, intelligence, aspirations sublimes et génie ; comme honneur, dignité et gloire ;

Soit comme débilité, difformité ; comme incapacité, déraison, fanatisme et frivolité ; comme égoïsme, lâcheté, avilissement et tendance au crime ;

Comme tout ce qui vit et qui meurt, l'homme suit la loi du bien ou du mal, selon qu'il tende à son perfectionnement physique et moral, ou qu'il n'y tende pas.

Cette dégénération de l'espèce humaine est un fait incontestable ; elle s'est insensiblement infiltrée dans les veines de l'individu et s'est transmise de génération en génération. Eh bien, il faut tranformer l'homme ; il est régénérable, la

(1) Ce chapitre est en grande partie la reproduction sommaire des idées et quelquefois du texte même de quelques pages d'un travail de l'un de nos maîtres, l'honorable docteur Rey, sur la dégénération de l'espèce humaine et sa régénération. (Paris, G. Baillères, 1863).

physiologie nous l'enseigne : par la culture, on régénère les animaux et les plantes, on peut donc régénérer l'espèce humaine, lui donner la force, le courage et la grandeur d'âme ; la longévité, la santé, et, par suite, le bonheur en seront la conséquence.

Si une paternité et une maternité défectueuses sont la source de beaucoup de maux, la paternité et la maternité perfectionnées peuvent reconstituer l'espèce, non-seulement au point de vue dont j'ai parlé, mais comme génie, beauté de formes et de sentiments.

Par quelles voies peut-on espérer de régénérer l'espèce humaine ? Les naturalistes et les éleveurs améliorent les espèces au moyen de la sélection dans les semis, dans les serres ; ils améliorent les troupeaux par des reproducteurs régénérateurs. Quand il s'agit de régénération humaine, ce ne peut être assurément par voie de sélection, mais d'élection. Ce mot renferme en lui l'idée de liberté, d'intelligence et d'affection des époux l'un pour l'autre.

C'est à la faveur de l'élection, par soi et pour soi-même, que l'espèce humaine obtiendra son plus haut degré de perfectionnement physiologique.

Mais il faut que l'instruction soit donnée sur l'importance de l'élection ; alors le choix sera judicieux, un intérêt vil sera mis de côté ; l'homme, désormais éclairé par l'instruction et guidé par la morale, sera l'artisan de sa félicité et de celle de sa descendance, selon qu'il aura mieux suivi et les conseils de la science et ceux d'une saine philosophie [1]. Il reconstituera ainsi les forces de l'humanité, plutôt par la propagation des sciences morales que par l'anthropologie et le Darwinisme.

L'homme se sert mal de ses aptitudes sociales et des lumières de sa raison. L'animal lui-même, dès qu'il est en notre pouvoir, n'étant plus libre, ne peut plus suivre son instinct, comme lorsqu'il est en liberté ; alors il déchoit et sa race tend à décroître, si l'homme ne lui vient en aide par l'élevage scientifique et intelligent.

On peut conclure de là que les maladies morales et intellectuelles se rencontrent dans l'humanité, grandissent en nombre et en intensité, étant disséminées par engendrement, et que les qualités

(1) Il trouvera dans la pratique de la religion le préservatif le plus sûr contre des habitudes qui ne peuvent que nuire à sa force, à sa santé, à son bonheur et à celui de sa race.

inverses du corps, de l'esprit et du cœur peuvent grandir et se transmettre en vertu de la même loi.

Les soins de l'homme sur la race humaine pourront donc la régénérer.

Après le salut des âmes, rien de plus digne de notre intelligence et de plus noble que le salut des corps. Il serait facile de prouver, du reste, que l'un entraîne nécessairement l'autre. On perfectionne les races bovines, canines et ovines, et l'on ne perfectionnerait pas l'homme ! On perfectionne les chevaux, les porcs, les lapins, les poules, les vers à soie, le saumon et l'huître, et l'homme, que fait-on pour lui ?...

Ces rapprochements n'ont rien qu'on puisse nous reprocher, en raison du but à atteindre. On ne peut voir la dégénération humaine sans ressentir une douleur profonde et éprouver le sentiment dont est saisi l'artiste qui voit un chef-d'œuvre couvert de poussière et dévoré par les vers, lorsqu'il sait que ce chef-d'œuvre a des beautés cachées et qu'il veut les disputer, ces beautés, type de la grandeur humaine, merveille de la création, aux causes qui tendraient à leur anéantissement.

La religion nous prescrit de tout faire pour la

régénération de l'espèce humaine et l'humanité nous en fait une obligation.

Les causes de cette dégénération sont morales, intellectuelles, pathologiques et physiques. L'ignorance des masses sur la question qui nous occupe doit être placée en première ligne, puis l'indifférence de l'homme pour la conservation de sa race. Il fait tout, non pour la conserver, mais tout pour la détruire. Il ignore tout sur la question des transmissions de l'hérédité ; de cette ignorance, unie à la cupidité, naissent les autres causes : la désaffection de la société moderne pour le côté sérieux et saint du mariage ; la prostitution, l'abandon de l'enfant légitime pour trafiquer un lait qui lui appartient (allaitement mercenaire), la mort violente ou bien par omission des enfants illégitimes, l'avortement criminel, les délivrances inhabiles et bien souvent coupables. Parmi les causes physiques, nous citerons l'insalubrité des climats, l'insuffisance des locaux et de la nourriture, une hygiène défectueuse. Parmi les causes pathologiques, les mariages entre consanguins, la transmission par voie d'hérédité des défauts, des vices et des maladies.

CHAPITRE V.

Mauvais vouloir, impuissance, honte.

J'ai dit que, dans notre société moderne, beaucoup de femmes ne voulaient pas nourrir ; que le plus grand nombre se montraient indifférentes à ce devoir [1]. Je dois ajouter qu'il est des femmes qui, malgré leur bonne volonté, ne peuvent pas le remplir [2].

Victimes d'un système vicieux d'éducation, ces dernières ne peuvent être complètement mères. Chez elles, par suite d'une faiblesse native ou acquise, du peu de développement des organes mammaires, de la conformation vicieuse du mamelon, etc... la montée du lait se fait à peine ou ne se fait pas, et malgré tous les soins les mieux entendus et leurs efforts, elles ne peuvent allaiter.

Hâtons-nous de dire que le nombre de ces mères, *complètement impuissantes*, agalactiques,

(1) Par légèreté, insouciance et sans avoir rien tenté, la plupart des mères livrent leurs enfants à l'allaitement mercenaire ; c'est là une coutume passée dans les mœurs. Ce qui ne devrait être qu'une rare et regrettable exception est devenue la règle la plus générale et on cite comme un *exemple, un parfait modèle, une mère qui, elle-même, allaite son enfant*.

(2) Le docteur Anner, de Brest, a eu l'heureuse idée de classer les mères en celles qui ne veulent pas allaiter, celles qui ne peuvent pas et celles qui n'osent pas ; dans les dernières sont beaucoup de filles-mères.

doit être bien restreint, car, dans une pratique de vingt-cinq années, c'est à peine si nous en avons observé quelques exemples.

Chapitre VI.

Ignorance et erreur.

Quand on veut produire le bien, un des obstacles que l'on rencontre presque toujours, c'est l'ignorance ; elle joue, en effet, un grand rôle dans la question qui nous occupe. Quelle est la mère qui ne voudrait nourrir, si elle savait la vérité sur l'allaitement maternel ?

Si la voix de la religion ou de la morale ne parle pas à son cœur, la voix de l'intérêt personnel, toujours si influente, serait écoutée, si la mère voyait, comme dans un tableau, tous les dangers qu'elle court et fait courir à son enfant en n'accomplissant pas cette fonction, qui est le complément de la maternité. Ah ! certainement, la mère n'hésiterait plus ; les conditions actuelles seraient vite changées ; il ne serait plus nécessaire de l'exciter à nourrir, mais, au contraire, il y aurait à modérer, à régler son zèle, pour en prévenir les écarts.

C'est donc par ignorance que la mère agit presque toujours comme elle le fait, et, chose bien fâcheuse à dire, cette ignorance est trop souvent entretenue par celle du médecin et de la sage-femme, qui manquent d'instruction pratique basée sur l'observation de la nature.

La conclusion est facile à déduire : il faut instruire davantage, à ce point de vue, les médecins et les sages-femmes ; il faut aussi instruire la jeune mère. Pour arriver à ce but, suivons l'ordre naturel.

C'est ainsi que je suis amené à parler tout d'abord de ce mouvement fébrile, plus ou moins intense, de la fièvre dite de lait, qui survient après l'accouchement, et à démontrer que cette fièvre est légère et passe le plus souvent inaperçue lorsque l'allaitement a été commencé en temps voulu, l'alimentation donnée à propos à la mère et que rien n'est venu troubler l'harmonie existant entre la fonction mammaire et les besoins de l'enfant.

---

§ I.

De la fièvre de lait.

« La sécrétion du lait, qui avait été déjà pré-
» parée pendant la grossesse, s'établit, lorsque
» l'enfant est allaité à temps, peu à peu et sans
» que l'état de santé de la mère en éprouve la
» moindre atteinte ; mais si l'enfant ne reçoit
» pas le sein dans le temps voulu, les mamelles
» se remplissent à l'excès, se gonflent, causent
» une tension douloureuse, et il se déclare de la
» fièvre, appelée fièvre de lait [1]. »

Ceci est en effet conforme à l'observation de la nature : la fonction nouvelle de la lactation a été si bien préparée par la nature prévoyante, que, si l'enfant est mis au sein quelques heures après la délivrance, non-seulement on satisfait ainsi aux premiers besoins qu'il éprouve, on entretient chez lui l'instinct de la succion et l'aptitude pour cet acte, on rend le mamelon saillant, on prévient les gerçures douloureuses qui s'y forment facilement, mais aussi on prépare graduellement la sécrétion du lait, en sorte que celle-ci s'établit sans mouvement fébrile.

Voilà donc un premier inconvénient que la

(1) Naégelé. — *Manuel d'accouchement*, page 213.

mère évite, en mettant son enfant au sein quelques heures après la délivrance.

En même temps qu'elle agit dans son propre intérêt, elle a pourvu aux premiers besoins de son enfant [1]. Celui-ci trouve, en effet, dans le sein maternel, un liquide clair, aqueux, jaunâtre, qui suffit à le nourrir et qui facilite l'expulsion du méconium, débarrasse le canal intestinal, le purge tout doucement, préparant ainsi l'intestin à recevoir le lait qui va bientôt se former. Ce liquide devient alors plus blanc, plus épais, plus crêmeux, prend un goût sucré, agréable, que n'a pas le premier lait; de jour en jour, enfin, il devient plus nourrissant.

Ainsi, dès les premières heures, l'enfant trouve une nourriture suffisante ; attire les sucs vers les mamelles ; active la nouvelle fonction ; et cela peu à peu, sans effort de la part de l'enfant ni de la nature.

(1) Il ne suffit pas à l'enfant de respirer après sa naissance, il faut encore, pour continuer de vivre, qu'il prenne de la nourriture. L'exemple des animaux qui tètent leur mère en venant de naître indique assez clairement le vœu de la nature à cet égard. Quelle erreur ou quel préjugé de condamner le nouveau-né à un jeûne plus ou moins sévère, lorsque tout annonce qu'il se porte bien, ou de ne lui accorder qu'un peu d'eau sucrée, lorsqu'à force de cris il réclame quelque chose de plus nourrissant ! Que la mère lui offre donc promptement le sein dont il paraît avide. (Capuron. *Cours d'Acc.*, p. 280).

C'est cette action progressive qui n'est pas toujours assez bien comprise ni par la mère, ni même par ceux qui la conseillent, sages-femmes ou médecins ; et, alors, il en résulte que les uns et les autres, voulant substituer leur raisonnement ou leur prétendue science à la pratique, que le simple bon sens, l'observation et l'expérience suffiraient à leur suggérer, ne suivent pas cette douce progression et troublent l'harmonie naturelle.

« La sécrétion du lait s'établit sans effort, dit l'auteur que nous venons de citer, si l'enfant est allaité à temps ». Nous désirons surtout fixer l'attention sur ce point.

Souvent, ou bien parce que la mère a souffert beaucoup pendant l'accouchement, et qu'on suppose qu'elle a besoin de plus de quelques heures de repos ; plus fréquemment sous le prétexte que la mère est fatiguée, *qu'il faut la ménager*, on ne fait commencer l'allaitement que dix, douze, vingt-quatre heures, quelquefois plusieurs jours après la délivrance ; il y a même des auteurs qui ne veulent faire commencer l'allaitement que lorsque la fièvre de lait est passée.

C'est parce que nous avons été témoin des

effets déplorables de cette pratique, que nous la signalons ici pour protester contre elle. Qu'arrive-t-il, en effet, dans ces cas, du côté de la mère? La fièvre de lait, avec tout son cortége de symptômes et sa réaction plus ou moins vive sur tout l'organisme : les seins sont tendus outre mesure, le mamelon s'efface et la fièvre est continue, avec soif, céphalalgie, sentiment de lassitude et de courbature, suivie de moiteurs, de sueurs, etc...

Du côté de l'enfant, qu'est-il arrivé? Pour subvenir à ses premiers besoins, on lui a donné de l'eau miellée, des infusions, des sirops dont il n'a nul besoin pour évacuer le méconium; et pour nourriture, de l'eau sucrée, du lait de vache étendu d'eau.

L'enfant a été bien allaité artificiellement; et alors, il a peu d'envie de prendre le sein, surtout un sein tendu, dont le mamelon est effacé, difficile et presque impossible à saisir. De là une difficulté au-dessus de ses forces, dans certains cas, ou qu'il ne cherchera pas à vaincre, si ses besoins ont été satisfaits.

L'enfant prend mal le sein ou ne le prend pas. La mère en est contrariée, agitée; cela vient s'ajouter à la fièvre qu'elle éprouve, pour augmenter encore son mal et l'entretenir: « Evidemment, dit-on, madame ne peut pas nourrir; elle est trop souffrante; du reste, l'enfant ne prend pas le sein. » Et je le crois bien; comment voulez-vous qu'il le prenne? les seins sont trop pleins, les mamelons effacés. Le lait contenu dans les glandes mammaires, altéré par un trop long séjour, laisse la mère en proie à une forte fièvre, et il a troublé les voies digestives de l'enfant, qui devient malade, ce qui augmente la souffrance de la mère, etc... On a rompu l'harmonie qui devait présider à l'exercice de la fonction de l'allaitement maternel. Le plus souvent, ce qu'on appelle la fièvre de lait est le résultat de la pratique vicieuse dont je viens de parler. Chez la femme qui donne le sein à temps, c'est-à-dire trois ou quatre heures au plus après la délivrance, comme le conseille Naégelé, et comme je l'ai presque toujours prescrit, tout se passe avec ordre, régularité, et la fièvre de lait, ou passe inaperçue, ou l'effort de l'organisme, dont tout contribue à favoriser l'œuvre, se traduit par un mouvement fébrile des plus légers. Donc, il faut que la mère donne le sein de bonne heure, dans son intérêt et dans celui de son enfant.

Pendant vingt-cinq ans, dans une grande ville, où je faisais un certain nombre d'accouchements, j'ai suivi les préceptes indiqués par Naégelé, Capuron, etc., et je suis arrivé à cette conviction : que la fièvre de lait n'est, le plus souvent, que ce qu'on la fait ou ce qu'on la laisse devenir. La fièvre de lait est un phénomène physiologique qui ne devient une maladie que parce qu'on s'écarte des règles de la saine raison. Il est incontestable qu'en allaitant son enfant, dès que les premiers besoins se manifesteront, la mère se préservera de cette réaction pénible, de cette *révolution laiteuse* qui, quand elle est trop forte, lui cause un ébranlement général et la prédispose à d'autres maladies.

Nous avons parlé de l'ignorance de la jeune mère, des maladies ou accidents auxquels elle est exposée en n'allaitant pas son enfant. Et la sage-femme, son conseiller naturel, surtout dans les classes ouvrières, ce conseiller le plus influent, le plus écouté, ne pècherait-elle pas aussi par ignorance sur ces questions si importantes? Nous sommes d'autant plus porté à admettre qu'il en est ainsi, que des relations fréquentes avec elles nous ont démontré qu'à ce point de vue il leur reste beaucoup à apprendre. Certes, je me plais à reconnaître qu'il en est dans le nombre de très expérimentées, qui donnent aux femmes en couches des soins intelligents et dévoués; mais le plus grand nombre, il faut le dire, ignore, dans l'ensemble et dans les détails, l'art de diriger une femme dans l'accomplissement de la fonction importante de l'allaitement.

C'est en effet un art véritable auquel la majeure partie, pour ne pas dire la presque totalité des sages-femmes a besoin d'être initiée.

L'art de préparer le mamelon à l'allaitement a une importance considérable, surtout dans les classes aisées de la société, chez les femmes dont la sensibilité nerveuse est plus développée, où la femme est, par conséquent, plus exposée aux gerçures, fissures, ulcérations, etc., qui font si souvent que l'allaitement est abandonné, malgré tout le bon vouloir de la jeune mère.

Et dès que l'accouchement est fini, que l'utérus a terminé sa fonction et que celle des mamelles commence ; au moment où va se faire ce mouvement de fluxion mammaire, qui dégorge l'utérus, la sage-femme est-elle bien toujours à la hauteur du mandat qui lui est dévolu? Possède-t-elle l'art de favoriser ce mouvement physiologique, de l'exciter, s'il est trop lent, de le modérer, s'il y a lieu? Car elle est là, comme le médecin dans la plupart des maladies, chargée du rôle d'excitateur ou de modérateur, et le moment est solennel. Si ce mouvement languit, la montée du lait se fait mal ou ne se fait pas; l'enfant, ne trouvant rien dans le sein maternel, s'agite; les impatiences de la jeune mère sont bientôt à leur comble, et c'est ainsi que souvent commence la période de découragement, si fatale, et que l'allaitement maternel est abandonné, alors que quelques linges souples et chauds, appliqués au-dessous des seins, l'usage de quelques stimulants, un régime un peu plus substantiel, quelques paroles d'encouragement ou d'espérance pourraient rétablir l'ordre.

D'autres fois, c'est le contraire qui a lieu: une réaction trop vive, une fluxion mammaire trop brusque, exigent des indications inverses; il faut modérer ce mouvement exagéré vers les seins; sans cela, comme je l'ai dit, ils se tendent outre mesure, l'effacement du mamelon en est la conséquence, ce qui rend encore la succion difficile ou impossible pour l'enfant. Dans ce dernier cas, l'engorgement venant à augmenter, il faut redouter les abcès mammaires.

Les effacements du mamelon par la tuméfaction exagérée des seins, les gerçures et les abcès mammaires ou le défaut de montée de lait en temps opportun, voilà des causes qui, chaque jour, font que beaucoup de jeunes mères abandonnent l'allaitement, lorsqu'il existe un art de prévenir ces inconvénients ou du moins de les atténuer par des soins bien entendus.

Emousser la sensibilité du mamelon ; relever à propos, et dans une juste mesure, les forces d'une jeune accouchée, nerveuse, irritable ; savoir lui ménager ou lui procurer au besoin quelques heures de repos; surveiller, dans ses moindres détails, son hygiène et son régime, tout cela, je le répète, constitue une œuvre d'artiste que ne peut remplacer la routine (il faut bien l'appeler par son nom), de la grande majorité des sages-femmes, qui traitent, d'une façon identique, les constitutions et les tempéraments les plus divers. J'en appelle à l'expérience et au jugement de mes confrères.

Ces soins des premiers jours qui suivent l'accouchement, si importants pour le succès de l'allaitement, ne sont pas donnés avec tout l'art désirable.

---

§ II.

L'allaitement maternel rend les suites de couches moins dangereuses pour la femme.

C'est là un fait qui n'aurait pas besoin d'autre démonstration que la vue de ce qui se passe dans les campagnes ou même dans les petites villes. Là, les choses se font suivant les lois de la nature. En général, la mère y allaite son enfant ; on n'entend presque pas parler de ces suites de couches, de ces maladies puerpérales, de ces métro-péritonites, de ces infections purulentes, de ces morts subites qui, dans les grandes villes, sont fréquentes, et sont un tel épouvantail pour la femme, que la grossesse y est regardée, je le répète, comme une calamité, l'accouchement comme une épreuve terrible à subir.

Voici ce que dit Naégelé sur ce sujet : « Il » est du devoir de la mère de nourrir son en- » fant, lorsqu'elle possède une santé convenable » et que ses mamelles sont aptes à l'allaitement ; » car : 1° telle est sa destinée, d'après les sages

» lois de la nature ; 2° en remplissant ce devoir, » elle agit dans l'intérêt de sa propre santé ; elle » échappe à de grands dangers, auxquels l'ex- » posent les couches ; enfin, elle se met à l'abri » de maladies longues, incommodes et souvent » très douloureuses qui, quelquefois, ne se déve- » loppent que beaucoup de temps après. »

« La mère, dit Gardien, qui, sourde aux vœux » de la nature, refuse le sein à son enfant, court » plus de dangers, à la suite des couches, que » celle qui s'acquitte de ce devoir sacré, qui seul » met le complément à la maternité. »

« Les femmes qui allaitent elles-mêmes leurs » enfants, dit Puzos [1], jouissent de la santé la » plus parfaite, tandis que celles qui se dispen- » sent de ce soin et qui les font nourrir par des » étrangères, sont livrées à une foule de maux » qui sont toujours difficiles à guérir et souvent » dangereux pour leur vie. »

» Pour concevoir, dit le même auteur, qu'il » est de l'intérêt propre des mères d'allaiter leurs » enfants, il suffira de comparer l'état d'une » mère qui donne une libre issue à son lait, en

(1). — Puzos. *Traité des accouchements*, page 230.

» nourrissant son enfant, avec l'état d'une autre » mère qui étouffe son lait.

» Aussitôt que la femme qui doit nourrir est » accouchée, elle mange, tant pour réparer ses » forces épuisées que pour fournir à la nourriture » de son enfant. Rien ne l'oblige à garder conti- » nuellement son lit et à s'y tenir enfermée avec » le plus grand soin, pour mettre son corps à » l'abri des moindres impressions de l'air ; sur » tout cela, elle n'a à consulter que sa commo- » dité ; tout au plus le besoin d'un peu plus de » repos qu'à l'ordinaire, pour reprendre ses for- » ces. Son lait commence-t-il à l'incommoder, » elle se met à son séant, présente le sein à son » enfant, et trouve dans son avidité à le saisir et » à le décharger de son lait un remède prompt » et infaillible aux douleurs qu'elle commençait » à ressentir. Sitôt qu'elle sent ses forces répa- » rées, elle quitte son lit, se tient levée pendant » le jour, exempte presque entièrement de ce » qu'on appelle suites de couches ; elle n'est » point assujettie aux lois d'un régime sévère et » ennuyeux. A proportion que son enfant tire » une plus grande quantité de lait, son appétit » augmente, elle ne craint pas de le satisfaire

» en prenant une nourriture solide, ses forces » renaissent et elle s'en sert librement pour aller » et venir, dès les premiers jours de sa couche, » dans sa maison ou au moins dans sa chambre. » Mais bientôt, libre de toute contrainte, la dis- » sipation à laquelle elle se livre, l'exercice » qu'elle fait et la bonne nourriture qu'elle prend » lui rendent sa gaîté et ses forces ordinaires. Il » arrive même plus souvent que, mangeant le » double de ce qu'elle faisait dans d'autres temps, » elle se fortifie et sent renaître des désirs aux- » quels le sucement des mamelons par l'enfant » et le trop de santé expose les nourrices, en » augmentant en elles la chaleur. Ces désirs, » quand on les satisfait modérément, loin d'alté- » rer le lait, sont très propres, au contraire, à le » rafraîchir [1].

» Tout est bien différent, ajoute plus loin le » même auteur, dans une femme qui refuse de » nourrir. Comme elle veut étouffer son lait, elle » n'est pas plutôt accouchée qu'on l'enveloppe » avec le plus grand soin dans son lit et qu'on » l'accable sous le poids des couvertures. On ne » lui offre pour satisfaire sa soif qu'une tisane

(1) Puzos. — Loco citato, page 231.

» fade et tiède, qu'on ne lui épargne pas; elle
» est si excédée de la quantité de cette boisson et
» de son abondance, que c'est pour elle une vraie
» question, toutes les fois qu'elle est obligée d'en
» prendre. Bientôt, son appétit s'émousse, suit le
» tableau de la fièvre de lait chez les femmes qui
» ne nourrissent pas, gonflement et douleur des
» seins, fièvre, sueurs abondantes, démangeai-
» sons, boutons laiteux, cuisson, douleur, insom-
» nie et ce n'est guère qu'au dixième ou douziè-
» me jour que cet état douloureux commence à
» diminuer. Voilà ce qu'on appelle faire une
» couche heureuse et avoir évité tous les dangers
» auxquels est exposée une femme qui étouffe
» son lait. Si un grand nombre de femmes pas-
» sent de cette désagréable situation dans une
» meilleure et recouvrent leur première santé,
» combien n'en voit-on pas tous les jours qui,
» relevées de couches, jouissent d'une santé mal
» affermie. Elles sont pâles, sans appétit et sans
» forces, et elles éprouvent un malaise universel
» qui leur est plus à charge qu'une maladie
» décidée. »

Tout ce tableau n'est-il pas frappant de vérité? Est-il possible de peindre mieux la nature?

Voilà des enseignements que la femme doit avoir sous les yeux ; il importe qu'elle connaisse bien les ennuis et les dangers auxquels elle est exposée en n'allaitant pas son enfant. Donc, la femme qui ne nourrit pas, non-seulement s'expose à la fièvre de lait, à des suites de couches plus ou moins dangereuses pour elle, mais à de véritables maladies, et l'on comprend qu'il doit en être ainsi, quand une fonction aussi importante que celle de la lactation est subitement arrêtée et brusquement supprimée.

C'est ainsi que des épistaxis (saignements de nez), des hémoptysies (crachements de sang), des diarrhées plus ou moins rebelles sont souvent la conséquence de sueurs ou d'écoulements subitement supprimés, alors qu'il n'y avait pas lieu de le faire.

Allaiter son enfant est donc pour la mère le préservatif le plus certain des accidents souvent si graves qui suivent les accouchements. Il faut que les jeunes mères sachent bien que le nombre des femmes qui meurent de suites de couches est beaucoup plus considérable parmi les femmes qui n'allaitent pas leurs enfants que parmi celles qui les allaitent ; c'est que l'allaitement maternel les préserve des maladies puerpérales, qui étaient infiniment plus rares du temps que toutes les femmes nourrissaient leurs enfants.

---

§ III

Influence des diverses doctrines qui ont régné dans la science au point de vue de la généralisation de l'allaitement maternel.

En supposant que l'allaitement ait réussi à ses débuts; que la fonction de la lactation soit lancée, pour nous servir d'une expression vulgaire, il faut encore la surveiller; car, ainsi que l'a fort bien établi le docteur Brochard, dans son travail, l'allaitement maternel fatigue souvent la mère, parce qu'il est trop prolongé ou pratiqué d'une manière peu méthodique. Ici, encore, la surveillance du médecin ou de la sage-femme est indispensable; il faut que l'un ou l'autre instruise la jeune mère sur ce point, et, pour cela, ils doivent avoir une parfaite connaissance de la méthode à suivre en pareil cas. En est-il toujours ainsi? Nous pouvons répondre par la négative et nous avons même prouvé plus haut que, par défaut de soins bien entendus, par ignorance ou erreur, l'allaitement commencé ne peut être continué. Alors, ou l'enfant est livré à l'allaitement mercenaire, ou il est mis au biberon. La jeune mère, elle, croit avoir fait tout ce qu'elle pouvait faire ; on lui prescrit quelques tisanes diurétiques, quelques sels dits anti-laiteux, quelques purgatifs légers, et tout est dit. On croit en avoir fini de la sorte avec la fonction de la lactation et que, désormais, la mère sera à l'abri de tout accident.

Telle est la croyance répandue, et c'est avec cette sérénité d'âme que se traite la question d'allaitement maternel. Après tout, peu importe à la science moderne que la femme allaite ou n'allaite pas ; ouvrez les ouvrages classiques, écoutez les leçons de la plupart des professeurs de nos jours, et vous serez bien vite convaincus de la réalité de ce que j'avance.

La doctrine moderne peut être appelée la doctrine de l'indifférence en matière d'allaitement maternel. Comment voulez-vous que des médecins et des sages-femmes, qui ont puisé leur instruction dans ces mêmes livres et à ces mêmes leçons, puissent conseiller aux jeunes mères, en y insistant d'une manière particulière, de nourrir leurs enfants, et, à plus forte raison, qu'ils leur en fassent une obligation rigoureuse?

La doctrine qui a cours dans la science, sur les maladies puerpérales, est entachée d'erreurs, dont la plus considérable est certainement celle de ne pas reconnaître le rôle prépondérant que joue le défaut d'allaitement dans la production de ces maladies. Telle est, en général, la doctrine des Facultés et des Écoles.

C'est cette doctrine moderne, en grande partie la cause de la négligence, de l'abandon de l'allaitement maternel, substituée exclusivement à la doctrine des anciens, doctrine qui a régné pendant plus de vingt siècles, au grand profit de l'humanité; c'est cette doctrine, dis-je, dont il faut attaquer l'exclusivisme par la discussion, les faits et la statistique. Nous allons, dans ce but, passer en revue et examiner successivement les diverses doctrines qui ont régné dans la science. Peut-être serai-je un peu long dans le développement qu'exige cette étude. On voudra bien me le pardonner, en raison du but que je me propose, et que je crois fermement indiquer, sinon atteindre, dans ce qui va suivre, laissant à de plus habiles le soin de faire revivre, mieux que je ne le fais, ce qu'il y a de vrai, d'utile et de pratique dans les doctrines anciennes qui avaient fait le bonheur des familles et de la société, parce qu'elles faisaient voir les inconvénients et les dangers, pour la mère et l'enfant, de l'inobservance de l'allaitement maternel, dont elles faisaient l'objet d'un rigoureux devoir.

---

a. — Doctrine de la suppression des lochies.

C'est la plus ancienne de toutes. Trois cent trente-deux ans avant l'ère chrétienne, HIPPOCRATE [1] considérait la suppression des lochies comme la cause la plus fréquente des maladies des femmes en couches.

En l'année 200 de l'ère chrétienne, GALLIEN [2] fait dépendre l'inflammation de la matrice de la suppression des lochies.

En l'an 1000, AVICENNE [3] dit avoir remarqué que la rétention des lochies, surtout au point de vue des accouchements laborieux, produit des fièvres de mauvais caractère, ainsi que des dé-

(1) Hippocrate. — De morb. mul. — Lib. II, sect. V.
(2) Gallien. — De Medicina. — Lib. XIII, Bib. II, Cap, VIII, page 74. — Galleni libri Iso, page 48.
(3) Avicenne. — Canon. méd. Cap. De Disposit. enixar.

pôts funestes, et que l'enflure du ventre peut devenir mortelle.

En 1085, ALBUCASIS [1] regarde la suppression des lochies ou leur écoulement trop abondant comme les causes des maladies qui surviennent pendant l'état des couches.

En 1532, RHODION [2] adopte les mêmes idées.

En 1537, Félix PLATER [3];

En 1570, MERCATUS [4], soutiennent les mêmes opinions.

En 1575, Ambroise PARÉ [5] attribue à l'introduction du froid dans la matrice, la suppression des vidanges, qui produit à son tour la suffocation de l'utérus, des tranchées, des fièvres et autres accidents suivis de mort.

En 1592, FORESTUS [6] rapporte la plupart des maladies des femmes en couches à la suppression des lochies.

En 1595, MASSARIA [7];

En 1595, RODRIC A FONTECA [8] reconnaissent

(1) Albucasis. — In Spacchio, Cap. 78.
(2) Rhodion — De partic. hominis etr., Cap. VII.
(3) Félix Plater. — Prax. Med. Tom. II, Cap. XIII.
(4) Mercatus. — Mercati oper. T. III.
(5) Amb. Paré. — Livre de la génération Cap. XXXIV.
(6) Forestus. — Observ. Méd.
(7) Massaria. — Pratic Med. Lib. IV, Cap. XIII.
(8) Rodric a Fonteca. — Consul. med. 45.

la suppression des lochies pour cause des fièvres et des inflammations aiguës, qui attaquent les femmes en couches.

En 1603, Rodric a Castro [1] assigne aux maladies des femmes en couches diverses causes, particulièrement l'augmention ou la suppression des lochies.

En 1631, Sennert [2] attribue les affections aiguës des femmes en couches à la suppression des lochies.

En 1640, Zacutus Lusitanus [3] admet comme causes des mêmes maladies, la suppression des lochies ou leur flux immodéré.

En 1640, L. Rivière [4] exprime l'opinion que l'impression du froid, les boissons astringentes et froides, les affections vives de l'âme, sont les causes ordinaires de la suppression des lochies, et que de cette suppression naissent les maladies qui frappent les femmes en couches.

La même année, Tulpius [5] raconte plusieurs exemples de maladies nerveuses après l'accou-

(1) Rodric a Castro. — De univ. mul. med. T. IV, sect. III, Cap. II.
(2) Sennert. — Opera omnia, T. IV, lib. IV, pars II, sect. VII, Cap. XI.
(3) Zacutus Lusitanus. — Praxis ist. T. II, lib. III, Cap. XIX.
(4) Rivière. — Praxis méd. Lib. XV, Cap. XXIV.
(5) Tulpius. — Observ. méd. Lib. II, Cap. IV.

chement et qu'il attribue à la suppression des lochies.

En 1655, PRIMEROSE [1] fait dépendre les maladies des femmes en couches de plusieurs causes, parmi lesquelles, et au premier rang, il cite la suppression ou la diminution des lochies.

En 1665, Antoine PETIT [2] distingue trois espèces de lochies, à la suppression desquelles il attribue des maladies particulières toujours très aiguës; c'est ainsi que, de la suppression des lochies sanguines, naît l'inflammation de la matrice, des intestins, etc.; de celles des lochies puriformes, les maladies laiteuses, l'apoplexie, la péri-pneumonie laiteuse, etc...; de la suppression des lochies séreuses, les dépôts laiteux.

En 1676, WILLIS [3] signale la rétention des lochies parmi les causes de la fièvre maligne des nouvelles accouchées, mais sans lui assigner le premier rang.

En 1682, ETMULLER [4] avance que la suppression des lochies peut donner lieu à plusieurs

(1) Primerose. — De mul. morb. et symp. Lib. IV, Cap. XII.

(2) Ant. Petit. — Traité des maladies des femmes enceintes, T. II, page 150.

(3) Willis. — Opér. méd et phys. Cap. XVI.

(4) Etmüller. — Opér. méd. théor. pract. T. III, Lib. IV. Sect. VIII, Cap. XIX.

maladies inflammatoires chez les femmes en couches.

En 1683, SYDENHAM [1] fait remarquer que la suppression des lochies produit ordinairement une fièvre, qui peut rester à l'état de la plus grande simplicité, mais qui prend généralement le caractère de la fièvre déjà existante chez l'accouchée ou bien celui de la maladie régnante.

En 1690, HERVÉ [2] regarde la rétention des lochies et leur putréfaction dans la cavité de l'utérus comme causes de la plupart des fièvres des nouvelles accouchées.

BOERHAAVE[3] prétend que la fièvre de lait interrompant le cours des lochies, il en résulte des accidents plus ou moins graves, comme l'apoplexie, la frénésie, la dyssenterie, etc..., suivant que le sang se porte sur tel ou tel viscère.

En 1721, VAN SWIETEN [4] dit que les femmes en couches ont à redouter différents maux, qui procèdent soit de la rétention des lochies, soit de leur transport sur quelque organe essentiel, soit de la stagnation du lait dans les mamelles.

(1) Sydenham. — Dissert. épist. ad. q. Col., page 279.
(2) Hervé. — De partic oper., page 369.
(3) Boerhaave.— Aphor. de cognosc. et cur. morb. aphor. 1329. seq.
(4) Van Swieten. Comm. in aphor. de cur. morb. Aphor. 1329 seq.

En 1740, HECQUET (1) a vu l'inflammation de la matrice produite par l'inflammation des vidanges.

En 1778, LUDWIG (2) admet, chez les accouchées, deux espèces de miliaires, qui peuvent être produites, entre autres causes, par la suppression totale ou partielle des lochies.

En 1762, SMELLIÉ (3) reconnaît une fièvre puerpérale inflammatoire, qui naît de l'obstruction des lochies.

En 1765, DELAMOTHE (4) reconnaît, pour cause unique des maladies des nouvelles accouchées, la suppression ou la diminution des lochies.

La même année, LIEUTAUD (5) regarde la suppression des lochies comme l'accident le plus fâcheux qui puisse survenir pendant les couches; leur flux trop abondant aurait, dit-il, des conséquences funestes.

En 1769, BOUTET (6) n'assigne plus qu'une place secondaire à la suppression des lochies,

(1) Hecquet. — Med. ch. et pharm. de pauvres, T. II, cap. LXII, LXIV.

(2) Ludwig. — Institut. med. clin., page 476.

(3) Smellié. — Atreatise théor. pract. of midwig vol. I, page 408.

(4) Delamothe. — *Traité des accouchements*, part. III, Lib. XV, sect. II, Cap. II.

(5) Lieutaud. — Sinops. univ. prax. med. part. I. page 460.

(6) Boutet. — Journal de médecine, T. XXX, pages 27 et 112.

comme cause de la diarrhée des femmes en couches.

En 1770, DÉLEURYE [1] soutient cette opinion que les lochies rouges occasionnent toujours des maladies aiguës dont le siége est dans le bas-ventre, que la suppression des lochies blanches détermine des affections aiguës ou chroniques intérieurement et des dépôts laiteux extérieurement.

En 1772, HOME [2] observe que différentes maladies aiguës sont consécutives à la suppression des lochies.

« Il résulte des observations qui précèdent, » dit M. HERVIEUX [3], auquel nous empruntons » presque toute cette partie historique et biblio- » graphique :

» 1° Que le monde médical a vécu pendant » près de deux mille ans sur la doctrine de la » suppression des lochies ;

» 2° Que cette doctrine n'a commencé à perdre » sa faveur que dans le courant du XVIIe siècle.

» Un certain nombre ne considérant déjà plus

(1) Déleurye. — *Traité des accouchements* 2e partie, lib. II, sect. I.
(2) Home. — Prax., page 211.
(3) Hervieux. — Malad. puerp.

» la suppression des lochies que comme une des
» causes qui déterminent les affections puerpé-
» rales ;

» 3° Qu'elle a disparu tout-à-fait vers la fin du
» siècle dernier pour faire place à diverses autres
» théories et notamment à la théorie des métas-
» tases laiteuses, que nous allons bientôt exami-
» ner. Existe-t-il en pathologie une seule doc-
» trine, à quelque point de notre science qu'elle
» se rattache, qui se présente à la critique histo-
» rique avec de pareils titres de noblesse? Un
» règne de vingt siècles, Hippocrate et Gallien
» pour premiers patrons, et la longue série
» d'homme illustres que nous avons cités pour
» défenseurs.

« En me livrant, dit-il, à cette revue rétros-
» pective des opinions de nos devanciers, je me
» suis demandé avec inquiétude de quel côté
» était la vérité. Est-elle du côté des anciens qui,
» durant deux mille ans, sont restés inébranla-
» blement attachés à la même croyance? Est-
» elle dans le camp des modernes qui, depuis un
» siècle, ont tour à tour embrassé et abandonné
» les doctrines les plus diverses, et qui, aujour-
» d'hui encore, nous offrent, en matière de puer-

» péralité, le triste spectacle du doute et de l'in-
» décision ?

» A tous ces titres, la doctrine de la suppres-
» sion des lochies nous imposait un examen
» attentif ; j'ai dû la soumettre à l'épreuve d'un
» contrôle sévère. Or, voici ce qui résulte de mes
» observations cliniques : il n'est pas vrai de dire
» avec les anciens que les affections puerpérales
» graves reconnaissent constamment pour cause,
» et surtout pour leur cause unique, la rétention
» ou la suppression des lochies. »

« Loin de se supprimer, les lochies persistent
» presque toujours pendant la première période
» au moins de ces affections, et se font même
» souvent remarquer par leur abondance et leur
» fétidité. Lorsqu'elles se suppriment, c'est géné-
» ralement à une époque avancée de la maladie,
» et l'on doit alors considérer cette suppression,
» non comme la cause initiale, mais comme un
» effet de cette maladie [1]. »

Examen de la suppression des Lochies.

Il y a eu, à toutes les époques, d'excellents observateurs, des génies médicaux, de bons pra-

(1) Hervieux. — Traité des maladies puerpérales, page 5.

ticiens. Nous ne pouvons pas douter de l'exactitude des faits qu'ils ont constatés. Les doctrines qui ont régné à telle ou telle époque ne sont que le résultat de leurs observations.

Il faut distinguer dans l'historique d'une doctrine, les causes générales admises par la majorité des auteurs qui ont concouru à faire admettre cette doctrine, et celles qui agissent plus particulièrement à une époque qu'à une autre, c'est-à-dire qui prédominent, suivant ce qu'on appelle la constitution médicale. Si nous examinons à ce point de vue la doctrine que nous avons reproduite, celle de la suppression des lochies, nous voyons, parmi ces causes générales, en première ligne, le phénomène de la suppression. C'est celui qui avait le plus frappé les anciens par sa fréquence et parce qu'ils le considéraient comme cause; la doctrine en avait pris le nom.

Or, la suppression, observée depuis Hippocrate, l'est encore de nos jours, et quand elle se manifeste, l'engorgement de l'utérus, ce qu'Ambroise Paré appelait la suffocation de l'utérus, a lieu. On conçoit dès lors que si cet engorgement est porté trop loin, il peut y avoir inflammation localisée, soit dans la matrice même, soit ailleurs.

Comme on le voit, la doctrine de la localisation trouve ici sa raison d'être ; la suppression des lochies peut être cause, et l'engorgement et l'inflammation, effet, et *vice versâ*, comme cela arrive, lorsqu'une cause, agissant brusquement sur la matrice, détermine primitivement un engorgement, une inflammation, dont la suppression peut être le résultat.

La suppression n'était pas la seule cause admise par les anciens, l'action du froid y figurait aussi comme cause des maladies puerpérales (Ambroise Paré), ainsi que les affections vives de l'âme ; voilà encore deux causes qui agissent souvent et que les modernes ne peuvent pas mettre en doute. Il en est de même de l'augmentation des lochies, ou flux immodéré auquel, dans certains cas, ils attribuent une valeur étiologique.

Comme les anciens, nous comprenons que toute perte exagérée entraîne un affaiblissement de l'organisme et prédispose aux maladies, en empêchant le sujet de réagir contre les causes morbifiques. Et aujourd'hui même, avec la doctrine de l'empoisonnement puerpéral, on ne pourrait nier la valeur d'aucune des causes invoquées par les anciens, y compris l'augmentation des lochies; car toutes ces causes dépriment les forces et le poison est d'autant plus absorbé que la malade peut moins lutter contre lui.

Comme on le voit, il faut compter encore aujourd'hui avec les mêmes causes de maladies puerpérales que les anciens. Si nous en avons créé ou découvert de nouvelles, elles sont peut-être le fait de notre fausse civilisation, de nos agglomérations, de notre système défectueux d'hospices et de maternités, de la misère physique et morale. S'il existe un véritable poison puerpéral, contagieux et infectieux, ajoutons-le aux causes qui ont été observées de tout temps. Si cette cause toxique semble prédominer à notre époque, tenons-en compte dans l'hygiène, la thérapeutique et l'historique, et n'oublions pas pour cela les causes générales invoquées dès les temps les plus reculés. Dans le cas contraire, nous nous écarterions de la vérité.

Je me propose d'établir que chacune des doctrines qui ont régné dans la science a eu sa part de vérité ; qu'elles peuvent toutes se fusionner en une seule : la doctrine de la pluralité des maladies puerpérales et de la pluralité des causes.

Pour expliquer les divergences des auteurs et des doctrines, à telle ou telle époque, il faut tenir grand compte des circonstances qui font prédominer telle ou telle cause, ce qu'on appelle les constitutions médicales.

Exemples :

Si nous jetons un coup d'œil rapide sur l'historique que nous avons reproduit, nous voyons dans les premiers temps, à partir d'Hippocrate, qu'il est souvent question de fièvres de mauvais caractère.

Au XVIe siècle, Ambroise Paré parle de maladies aiguës et du froid comme cause dominante.

En 1676, Willis traite d'une fièvre maligne des nouvelles accouchées (les causes générales des maladies puerpérales restant les mêmes). On voit qu'à ces diverses époques, une cause particulière prédominait, donnait un cachet particulier aux maladies puerpérales.

En 1683, Sydenham fait ressortir l'influence des constitutions médicales sur les maladies des nouvelles accouchées. Il admet toujours les causes générales pouvant produire une fièvre qui peut prendre le caractère de la fièvre déjà existante chez la nouvelle accouchée ou bien celle de la maladie régnante.

Boerhaave insiste d'une manière particulière sur les accidents cérébraux, les dyssenteries, les dépôts laiteux ; on sent déjà une constitution médicale à part, caractérisée par les déplacements brusques, la métastase ; la doctrine des déviations ou métastases laiteuses n'est pas loin.

On peut juger par là de l'influence des constitutions médicales sur le règne de telle ou telle doctrine. Le froid n'agissait-il pas alors comme cause prédominante ? Un élément rhumatismal ne pourrait-il pas expliquer en partie cette tendance aux déviations et aux métastases que l'on observait à cette époque dans les maladies puerpérales ?

De Boerhaave jusque dans le courant du XVIIe siècle, mêmes causes générales invoquées. Il y a en général moins de maladies malignes, adynamiques, septicémiques que précédemment ; il est plus souvent question d'inflammations aiguës, de dépôts laiteux, etc... Le froid prédomine souvent comme cause; il y a des inflammations aiguës, localisées. La constitution médicale est inflammatoire et métastatique; aussi deux doctrines vont bientôt remplacer, dans la science, la doctrine de la suppression des lochies; je veux parler de la doctrine des déviations et des métastases laiteuses et de la doctrine de la localisation.

---

b. — Doctrine des déviations ou des métastases laiteuses.

1o Jugement de Bichat. — Règne de la doctrine exclusive de la localisation ; ses conséquences au point de vue de la généralisation de l'allaitement maternel.
2o Examen de la doctrine exclusive de la localisation ou de Bichat.

En 1631, SENNERT [1] fait dépendre, dans certain cas, les fièvres aiguës des femmes en couches, des dérangements de la sécrétion laiteuse.

En 1665, PRIMEROSE [2] signale aussi la trop grande abondance du lait, parmi les causes des maladies des femmes en couches.

En 1686, PUZOS [3] ne voit, dans toutes les maladies des nouvelles accouchées, que l'effet de la déviation du lait.

(1) Sennert. — *Opera omnia* T, IV. liv. IV, part. II, section II, chap. II.
(2) Primerose. — De mulier. morb. et symp. Bib. IV, chap. XII.
(3) Puzos. — Premier mémoire sur les dépôts laiteux.

Puzos fait circuler le fluide laiteux avec le sang et suppose qu'il est attiré vers l'utérus pendant la grossesse et vers les mamelles après l'accouchement, mais qu'il peut aussi se porter sur d'autres parties dans lesquelles il se répand, ou bien pour former des dépôts, et enfin se diriger vers la peau et y faire naître des éruptions.

En 1746, la théorie des métastases laiteuses est adoptée pleinement par A. DE JUSSIEU, COL DE VILLARS et FONTAINE (1).

En 1763, SAUVAGE (2) admet une variété de maladies de femmes en couches qu'il appelle *Metritis lactea*, dépôt laiteux sur quelques parties, principalement sur l'abdomen, avec fièvre aiguë, tension, météorisme, douleur de la matrice.

En 1765, LIEUTAUD (3) concilie la doctrine de la suppression des lochies avec celle des métastases laiteuses. La suppression des lochies est, selon lui, l'accident le plus fâcheux qui puisse survenir pendant les couches. Il admet comme conséquences, des métastases, soit laiteuses, soit purulentes, et bientôt après, la mort.

(1) A. de Jussieu, Col de Villars, Fontaine. — Mém. de l'acad. roy des sciences, 1746

(2) Sauvage. — Nosol. méthod. classe III, ordre 17.

(3) Lieutaud. — Sinops. univ. prax. méd. part. I, page 460.

« A l'ouverture des cadavres, dit-il, on trouve » dans l'abdomen des épanchements laiteux ou » purulents. » Il parle de mélange de lait avec le sang.

En 1766, LEVRET [1] fut un des grands partisans de la déviation laiteuse. Il croit toutes les maladies produites par cette cause.

En 1770, BORDEU [2] prétend que les femmes rendent le lait par la transpiration, par les selles et par les urines, qu'elles le mâchent et le mouchent; il dit que le lait se transporte avec le sang d'un lieu à un autre.

Si cette cachéxie laiteuse gagne la tête et les nerfs, si elle gagne la poitrine, si elle inonde la matrice où *la nature* aime à la reporter, il survient mille phénomènes tous dépendants de cette cause.

En 1771, LEROY DE MONTPELLIER [3],

En 1779, MARET [4] sont dans les mêmes idées.

En 1781, FUCHS, dans sa dissertation inaugurale sur la fièvre puerpérale, explique les effets de cette maladie, en disant que le lait se pro-

(1) Levret. — Essai sur l'abus des règles générales, Cap. III.
(2) Bordeu. — Malad. chron., page 393.
(3) Leroy. — Mélang. de méd. et de pharm., page 198.
(4) Maret, — Diction. des sciences. — Article, Dépôts laiteux.

mène des organes de la lactation à ceux de la génération, en raison de leurs rapports directs et sympathiques, et qu'il peut se fixer sur ces derniers.

En 1784, Jean SÉDILLOT [1], cité par son fils, a soutenu la doctrine de la métastase laiteuse.

En 1784, CHAMBON DE MONTAUX [2] trouve dans les déviations du lait la source de toutes les maladies qui suivent l'accouchement.

En 1791, DOUBLET [3] s'efforce de prouver que toutes les maladies des femmes en couches sont dues à la déviation du lait.

En 1805, TOURTELLE [4] soutient que ce qui distingue la fièvre puerpérale des autres fièvres essentielles, c'est la déviation du lait et la déplétion des mamelles dont elle est toujours accompagnée.

En 1801, BICHAT [5] prétend démontrer que ces dépôts dépendent de l'inflammation du péritoine et non de la déviation du lait sur le basventre ; la péritonite, dit-il, amenant les mêmes

(1) Jean Sedillot. — Thèse Paris, 1817.
(2) Chambon de Montaux. — Malad. des femmes.
(3) Doublet. — Nouvelles recherches sur la fièvre puerpérale.
(4) Tourtelle. — Elém. de méd. théor. et prat.
(5) Bichat. — Anat. génér , T. III, système séreux.

résultats chez les femmes qui ne sont pas en couches et même chez les hommes.

« Le jugement de Bichat, dit M. Hervieux [1], » a été l'arrêt de mort de la doctrine des métas- » tases laiteuses. Tous les médecins du XIXe siècle » se sont ralliés à l'opinion du grand physiolo- » giste ; ils ont reconnu que les faits anatomi- » ques sur lesquels s'appuyait cette trop fameuse » doctrine, étaient complètement erronés ; que le » lait ne se transportait pas en nature, ainsi qu'on » l'a soutenu pendant plus d'un siècle, sur le » péritoine, la plèvre, les méninges; qu'il ne se » mêlait pas aux lochies après avoir traversé le » torrent de la circulation; que ce qu'on prenait » pour du lait n'était que du pus ou des fausses » membranes. »

Depuis le jugement de Bichat, les médecins du XIXe siècle, ne voyant plus de rapports entre la lactation et les maladies puerpérales, la doctrine de la localisation a régné et règne encore dans les Écoles d'où elle est passée dans le domaine public. Dès que la femme n'a plus compris que son intérêt personnel était intimement lié à l'allaitement, elle a négligé d'allaiter, au grand

(1) Hervieux. — *Loco citato*, page 8.

détriment de sa santé et de celle de l'enfant et au préjudice de la société. C'est là, il n'en faut pas douter, une des grandes causes de la dégénération de l'espèce, dégénération physique et morale.

Cette doctrine exclusive de la localisation est un mal ; il faut l'attaquer en face, la démasquer au nom de la justice, de la vérité scientifique ; il faut faire voir à ceux qui professent cette doctrine quelle est son origine, quelles sont ses conséquences, et leur demander si un homme d'un génie aussi immense que celui de Bichat avait le droit de faire ainsi, dans un moment de funeste inspiration, table rase de l'expérience des siècles, et de donner, par ce fait, une mauvaise direction aux idées, et, par suite, à la pratique médicale [1].

N'y a-t-il pas, dans la science, comme dans la politique, des hommes extraordinaires, qui ont leur rôle marqué par la Providence pour nous démontrer peut-être ce que peut produire le talent, le génie même, quand ils ne sont pas éclairés par le flambeau de la vérité?

(1) Bichat n'est-il pas un 18 Brumaire scientifique, hardi, nécessaire, mais exclusif comme la Révolution !...

Je m'arrête.. ; c'est avec réserve qu'il faut juger des hommes tels que Bichat, qui ont eu une si grande influence sur les destinées de la science et de l'humanité [1].

Malgré moi, je pense aux vers du poète :

> « . . . . Qui sait si le génie
> N'est pas une de vos vertus. »

Nous venons d'examiner les raisons, que, d'après M. Hervieux, Bichat donne pour rejeter la doctrine des métastases laiteuses et y substituer la doctrine exclusive de la localisation.

L'auteur de l'*Anatomie générale* n'a pas, dans les nécropsies trouvé le lait répandu; il n'a trouvé au bout de son scalpel que l'inflammation et ses produits, et parce que Bichat a parlé, tous les médecins, après lui, ont admis sa doctrine et ont dit :

Qu'est l'inflammation ? Rien ;

Que doit-elle être ? Tout.

Et la cause de cette inflammation ? Ils ne nous en parlent pas. Il est temps de faire justice de cette doctrine exclusive et de revenir à la saine observation de la nature et des faits.

(1) Parmi les services rendus à la science, Bichat a appelé l'attention sur beaucoup de lésions de l'utérus et de ses annexes tout en négligeant l'étude des causes.

Je veux bien admettre que les anciens pouvaient peut-être faire jouer un rôle excessif aux métastases laiteuses, mais de là à les rejeter complètement, comme causes des maladies puerpérales, il y a loin.

J'ai dit qu'il fallait tenir grand compte de l'influence des constitutions médicales, du cachet particulier qu'elles donnent aux maladies. C'est ce que Bichat n'a pas fait. Il y avait de son temps des maladies puerpérales à physionomies particulières, le plus souvent localisées, ce n'était pas une raison de nier les causes générales, admises depuis les temps les plus reculés, et qui devaient, même de son temps, jouer un rôle dans l'étiologie des inflammations qu'il observait.

Les causes des maladies puerpérales sont nombreuses ; il suffit, pour s'en convaincre, de consulter les traités spéciaux modernes, et, en particulier, l'ouvrage remarquable de M. Hervieux. Bichat lui-même serait étonné des matériaux nouveaux dont l'étude de ces maladies s'est enrichie : je veux parler de la détresse physique et morale, de l'influence de l'acclimatement, de l'encombrement, de la contagion, de l'infection, de l'épidémicité, etc... Aujourd'hui, les maladies puerpérales sont attribuées par beaucoup d'auteurs, et par M. Hervieux, à un poison particulier.

Tout cela prouve que, quel que soit le génie d'un homme, il ne faut pas lui confier les destinées de la science, mais se réserver le droit de contrôle, et ne pas jurer sur la parole du Maître.

Bichat a vu du pus, des fausses membranes et non du lait, dans les nécropsies ; mais les Lieutaud, les Bordeu connaissaient avant lui, et aussi bien que lui, les produits de l'inflammation.

Si de pareils observateurs avaient invoqué comme cause les métastases laiteuses, et le lait répandu, mêlé au sang et aux divers fluides, c'est qu'ils avaient vu que, dans certains cas, les organes contenus dans la cavité abdominale, l'utérus et ses annexes, le péritoine, etc, étaient congestionnés, et ils attribuaient cette congestion, ces exhalations purulentes, puriformes, séro-lactescentes, avec flocons albumineux, au transport des matériaux mêmes qui auraient dû servir à la sécrétion du lait ou à la présence de ce fluide déjà formé, mais mêlé au sang et exhalé par les séreuses.

La doctrine de Bichat, basée sur l'anatomie pathologique, ne constatait que l'inflammation et ses produits ; la doctrine des anciens, tout en constatant les résultats de l'inflammation, en recherchait surtout les causes dans les divers fluides ; elle était surtout étiologique, et partant, féconde et pratique.

Me proposant de combattre la doctrine exclusive de la localisation, j'ai relu les travaux de Bichat sur l'anatomie générale et la physiologie des séreuses, et je suis arrivé à pouvoir démontrer, à l'aide de ses travaux mêmes, qu'il n'était nullement autorisé à nier la doctrine des métastases laiteuses.

J'ai relu ce qu'il dit sur les membranes séreuses, humides, à leur surface interne, d'un fluide presque identique à la sérosité du sang, sur les vaisseaux exhalants et absorbants, sur la quantité de fluides séreux, variant suivant les divers états des organes qu'enveloppent les membranes séreuses, l'état de repos ou de mouvement, *l'état de santé ou de maladie.*

« On ne saurait douter, dit-il, que la quantité » de fluides séreux ne soit très-variable dans les » diverses maladies aiguës, les membranes séreu-

» ses exhalent plus ou moins, suivant la manière » dont elles sont *sympathiquement affectées.* » Et à propos de l'inflammation : « Dans les premières » périodes des inflammations où les exhalants des » membranes séreuses sont *pleins de sang,* qui » s'y est accidentellement introduit, la sérosité » ne monte plus de leur face libre ; alors comme » elles sont très-sensibles d'une part, et très- » sèches de l'autre, les mouvements des organes » qu'elles recouvrent y sont singulièrement » douloureux.

» Si la résolution de l'inflammation ne se fait » pas, il arrive aux surfaces séreuses ce qui » survient à une plaie non réunie, elles suppu- » rent. Or, cette suppuration n'est jamais accom- » pagnée d'ulcération et d'érosion de leur subs- » tance.

» Quelque abondantes que soient leurs collec- » tions purulentes, ces membranes restent tou- » jours intactes, leur tissu est seulement plus ou » moins épaissi, le pus est rejeté par elles, comme » le fluide séreux naturel, c'est-à-dire, par voie » d'exhalation. On sait combien ce fluide varie » en consistance, depuis la sérosité lactescente » jusqu'à la fausse membrane la plus épaisse et

» la plus adhérente à la surface, qui en exhale
» les matériaux, que la nature de ces fluides du
» système séreux est albumineuse, qu'ils n'ont
» que l'apparence du lait. »

Nous n'avions pas besoin de ce témoignage de Bichat pour savoir cela, pas plus que des expériences de Hewson, ni des analyses du citoyen Fourcroy. Oui, ces flocons blanchâtres, nageant dans le liquide séreux, ces fausses membranes, ces fluides blancs ne sont que de l'albumine, qui se trouve à des degrés différents de consistance ; mais tout cela n'est que de l'analyse chimique, des produits exhalés, comme les appelle Bichat lui-même, et, tout cela ne prouve pas *qu'avant d'être exhalés,* les fluides contenus dans le système exhalant et absorbant, ne contiennent pas, soit du lait en nature, soit du lait mêlé aux autres fluides des vaisseaux.

L'examen anatomo-pathologique, pas plus que la chimie, ne prouvent rien contre la manière de voir des anciens.

Tout ce que dit Bichat sur les absorbants et les exhalants leur donnerait raison.

« Il paraît donc démontré, dit-il, que :

» 1° Les absorbants s'ouvrent par une infi-

» nité d'orifices sur les membranes séreuses;

» 2° Que leurs racines, mille fois entrelacées » entre elles et avec les orifices des exhalants, » concourent spécialement à former leur tissu;

» 3° Que la difficulté de distinguer les pores » absorbants et exhalants sur leur surface n'est » point une raison d'en nier l'existence, cette » difficulté tenant, et à leur extrême ténuité, et » à la direction oblique avec laquelle ils s'ou- » vrent entre les lames de ces membranes;

» 4° Que d'après cette structure, il faut regar- » der les membranes séreuses *comme de grands » réservoirs intermédiaires aux systèmes exha- » lant et absorbant,* où la lymphe, en sortant de » l'un, séjourne quelque temps, avant d'entrer » dans l'autre, *où elle subit sans doute diverses » préparations que nous ne connaîtrons jamais,* » parce qu'il faudrait l'analyser comparativement » dans ces deux ordres de vaisseaux : ce qui est » presque impossible, au moins pour le pre- » mier. »

Du moment que Bichat admet qu'il est impossible d'analyser la lymphe dans les exhalants, il n'a pas le droit de dire que le lait ne s'y trouve pas mélangé (l'état de ce fluide pouvant différer des produits exhalés). Par conséquent, il ne peut, en se basant sur l'anatomie et la physiologie, remplies de mystères, nier la métastase laiteuse.

De plus, il parle de lymphe, sortant de l'un des systèmes pour rentrer dans l'autre ; si, dans l'un des deux systèmes, il y a pléthore, je ne vois pas comment le passage pourra s'opérer ; si les vaisseaux de ce dernier sont trop pleins, ils ne peuvent plus rien recevoir ; et c'est ce qui doit arriver nécessairement, quand une fonction aussi importante que la lactation est brusquement supprimée ou n'a pas lieu. Il doit y avoir nécessairement un trop plein dans l'organisme, c'est ce qu'on observe chez les femmes qui ne nourrissent pas ; elles semblent tuméfiées et gorgées de sucs. De plus, l'observation clinique, le palper hypogastrique démontrent l'engorgement de l'utérus et de ses annexes.

Désormaux [1] se pose les questions suivantes :

« Une sécrétion abondante cesse tout-à-coup ; » les matériaux qui lui étaient destinés restent » dans la masse du sang ; de plus, le liquide » déjà sécrété est résorbé et l'est promptement ;

(1) Désormaux. — Dict. de Méd. en 30 vol., T. XVII, page 437.

» il rentre dans la masse du sang. Mais y ren- » tre-t-il en conservant ses qualités physiques et » chimiques, et peut-il nuire par son hétérogé- » néité ? Ou bien est-il élaboré, et ne nuit-il que » par sa masse, en produisant *une véritable plé- » thore sanguine ;* enfin, ce lait résorbé peut-il » être transporté au loin et déposé dans quelque » cavité ou dans le tissu cellulaire, et, en admet- » tant cette supposition, quelle est la voie de ce » transport ? Telles sont les questions qui nais- » sent de la considération des maladies que l'on » a appelées laiteuses, et il suffit qu'elles soient » posées pour qu'on voie qu'elles rentrent dans » les questions générales sur le rôle que les » humeurs du corps jouent dans la production » des maladies. Ce qu'on admettra pour une » humeur, on ne peut pas ne pas l'admettre pour » une autre. »

Ainsi, voilà un auteur qui, restant dans le doute sur la question du transport du lait en nature, n'en admet pas moins que ce fluide, sécrété, puis résorbé, assimilé, peut nuire, par sa masse, en produisant une véritable pléthore sanguine. S'il ne va pas jusqu'à admettre, d'une manière positive, le transport en nature, et à indiquer son mécanisme et ses voies, il n'en admet pas moins que le lait, introduit dans l'organisme par voie de résorption, d'assimilation, puisse jouer un rôle indirect dans la production des maladies.

Mais c'est surtout quand Bichat traite de la physiologie des séreuses, *des sympathies qui existent entre ces membranes et les organes voisins,* qu'il vient donner à la doctrine des métastases laiteuses de puissants arguments.

D'une manière générale, Bichat admet qu'il existe, entre les séreuses et les organes, non-seulement des rapports anatomiques, mais aussi des rapports *physiologiques, et, par suite, pathologiques;* c'est ce qu'il appelle : *la sympathie qui existe entre les séreuses et les autres organes.* D'après lui, cette sympathie peut exister entre une séreuse et un organe quelconque, quel qu'en soit l'éloignement, ce qui nous expliquerait ces métastases laiteuses observées par Boerhaave et les anciens.

Mais Bichat reconnaît que la sympathie est d'autant plus grande que la séreuse est plus voisine de l'organe malade [1].

(1) Bichat : *Loco citato*, page 551.

« La surface séreuse la plus voisine d'un organe malade, dit-il, est, en général, la plus susceptible d'être sympathiquement affectée par lui. » donc, d'après Bichat, une séreuse peut être malade et exhaler, sans être malade elle-même primitivement, mais par sympathie, en vertu de ce qu'il admet, que les séreuses peuvent recevoir comme une part de la maladie, de la douleur d'autres organes ; de là à l'idée de la métastase, on voit à peine une nuance, car qui dit métastase dit déplacement, transport ; qui dit sympathie dit aussi déplacement, c'est-à-dire, prendre part à la souffrance, à la maladie d'autrui.

Il ne s'agit plus maintenant que de s'entendre sur la nature du produit exhalé et je ne vois pas, après cela, comment, en se basant sur les travaux de Bichat, on a pu, de bonne foi, faire une guerre acharnée à la doctrine ancienne.

Or, si d'après la loi de Bichat, la séreuse la plus voisine est la plus disposée aux inflammations, le péritoine recevra le premier le contrecoup de sa sympathie pour l'utérus.

Supposons l'utérus engorgé par le défaut d'allaitement ; si cet engorgement dépasse certaines limites, la douleur se manifestera ; elle sera transmise à la séreuse la plus voisine, le stimulus amènera le fluxus, et, par suite, l'hypérémie, la congestion et l'inflammation en seront la conséquence.

Nous venons de voir que la localisation et la métastase laiteuse, loin de s'exclure, se fortifient mutuellement. Il nous reste à démontrer que le défaut d'allaitement est, chez la femme, une cause de congestion utérine.

Lorsque, après l'accouchement, la fluxion mammaire n'a pas lieu, pour les besoins de la sécrétion lactée, l'utérus reste engorgé ; c'est là un fait d'observation clinique ; la physiologie l'explique et l'anatomie pathologique le démontrera, j'en suis convaincu. Chez la femme qui allaite son enfant, l'utérus, au contraire, reprend insensiblement son volume normal.

Cet état d'engorgement de l'utérus, par défaut d'allaitement, prédispose à l'inflammation ; on conçoit, en effet, qu'un organe engorgé outre mesure devient le siége de douleurs, et, comme nous l'avons dit, le stimulus appelle le fluxus, une inflammation peut en être la conséquence et rayonner, *par sympathie*, vers les séreuses les plus voisines. Si dans cette situation, il ne survient pas une crise, une diarrhée par exemple ; si l'art n'intervient pas, pour imiter les procédés de la nature, la complication dont nous avons parlé est imminente. Il n'est donc pas étonnant que, dans ces conditions, la nature ait établi l'écoulement, connu sous le nom de lochies. Ce n'est point du lait, comme le croit le vulgaire, et comme beaucoup d'auteurs anciens le croyaient, mais bien une exhalation muqueuse, qui vient au secours de l'utérus et des séreuses voisines, en vertu de cette *loi de sympathie*, qui, d'après Bichat, existe également entre les muqueuses et les séreuses (1).

(1) Les progrès de la physiologie ne permettent plus de croire au transport du lait en nature, mais la doctrine des fluxions, avec ses liquides circulants et ses liquides oscillants, n'en est pas moins toujours vraie.

Ce que les anciens appelaient lait dans les lochies, métastases laiteuses, etc., les modernes l'expliquent par cette faculté que possèdent les fonctions de se suppléer les unes les autres (loi de sympathie de Bichat) Ce que le vitalisme Hippocratique appelait équilibre par compensation entre les mouvements vitaux, nous l'appelons, avec M. Trousseau, le mouvement de bascule qui s'établit entre les diverses fonctions et les divers organes.

Toutes ces vérités physiologiques, contre lesquelles le matérialisme des doctrines modernes est venu se briser, sont encore debout, et elles sont destinées à renouveler la face de la pathologie et de la thérapeutique : ce sont elles qui vont permettre à l'un de mes confrères de présenter sous un jour nouveau la pathogénie du rhumatisme ; ce sont elles encore qui viennent corroborer la doctrine qui considère le défaut d'allaitement maternel comme une cause de maladies nombreuses, et qui, par cela même, prescrit à la mère de nourrir elle-même son enfant.

Avant de démontrer, par les auteurs et les faits cliniques, l'influence du défaut d'allaitement sur l'engorgement de l'utérus et de ses annexes, poursuivons l'examen des autres doctrines, pour montrer qu'elles ont également une part de vérité, qu'elles n'excluent pas la doctrine ancienne et que la véritable doctrine est celle de la pluralité des maladies puerpérales et de la pluralité des causes.

---

c. — Doctrines modernes des maladies puerpérales.

La doctrine de la localisation utérine et péritonéale peut être divisée en plusieurs variétés :

A. *Doctrine de la métrite.* — Mercatus, 1570. Hecquet, 1740. Haufman, 1742. Pasta, 1752. Sauvage, 1763. Burtone, 1751.

B. *Doctrine de la phlébite utérine.* — Breschet, commencement du XIXe siècle. Chaussier. Schwilgué. Ribes. Husson. Louis et Andral, en France. Clarke et Willson, en Angleterre. Dance, 1828. Duplay, 1836.

C. *Doctrine de l'angéioleucite utérine.* — Cruveilhier.

D. *Doctrine de la péritonite.* — Mead, 1742.

Pouteau, 1750. W. Hunter, 1776. Johnston, 1779. Leake, 1769. Walter, 1783. Kruikshank, 1787. Bichat, 1801. Pinel, 1803. Cazeaux. Beau. Velpeau.

E. *Doctrine de la métro-péritonite.*

F. *Doctrine de l'entérite ou entéro-péritonite puerpérale.*

Comme on le voit, la doctrine exclusive de la localisation se fait remarquer par ses divisions, ce qui est le propre des doctrines qui sont à côté de la vérité.

Puis est venue la doctrine de la fièvre puerpérale, professée par ceux qui voulaient tout ramener à l'unité.

Après elle, sont venues plusieurs doctrines formant une période qu'on pourrait appeler *la Doctrine chirurgicale* des maladies puerpérales ; la doctrine du traumatisme puerpéral, celle de l'infection purulente, celle de l'infection putride, et la doctrine des plaies exposées de Jules Guérin.

On peut citer encore la doctrine de la pluralité des maladies puerpérales, et la doctrine de l'empoisonnement puerpéral.

La doctrine de la pluralité des maladies puerpérales se rapproche de la vérité; ces maladies sont nombreuses, en effet, puisqu'elles ont donné à M. Hervieux le sujet d'un ouvrage considérable, fruit de dix années de travail.

Le poison puerpéral contagieux et infectieux auquel cet auteur fait jouer un si grand rôle, est, on pourrait le dire, le fait de notre fausse civilisation, de la misère sociale, de nos systèmes vicieux d'hôpitaux et de maternités. C'est là une cause qui n'existe pas dans nos campagnes, et que l'on pourra supprimer ou diminuer considérablement, quand on le voudra.

Il y a lieu de s'étonner de ne pas voir figurer dans l'étiologie des maladies puerpérales de M. Hervieux le *défaut d'allaitement maternel.* A côté des causes qu'il admet, lesquelles presque toutes dépriment l'organisme et l'empêchent de réagir contre les causes morbifiques, le désordre physiologique et organique, qui doit résulter de ce qu'une fonction naturelle n'est pas remplie, n'est-il pas une cause assez importante pour figurer dans l'étiologie des maladies puerpérales ?

Pendant une pratique de vingt-cinq ans, dans une grande ville, je n'ai perdu que trois malades de maladies puerpérales ; il est vrai que mes clientes avaient l'habitude de nourrir, que je m'occupais beaucoup de leur hygiène, que je les alimentais et les traitais un peu comme on le fait à la campagne. Les trois malades que j'ai perdues de maladies puerpérales *n'avaient pas allaité* ; l'une d'elles, jeune femme d'une rare beauté, qui habitait mon quartier et qui n'avait pas voulu nourrir son enfant, fut prise, au vingt-deuxième jour, d'une métro-péritonite, qui, en quatre jours, la conduisit au tombeau. Je dois ajouter que le même jour elle s'était violemment emportée contre la nourrice de son enfant, avait déjà repris l'usage du corset, avait mangé avec excès et frotté le parquet de sa chambre.

Nous ne prétendons pas que *le défaut d'allaitement soit la cause unique des maladies puerpérales, mais nous croyons qu'il tient le premier rang parmi les causes de ces maladies* (1).

(1) Nous sommes portés à penser que la fluxion de l'utérus, la congestion ou l'engorgement, sont très fréquemment le résultat du défaut d'allaitement maternel et le point de départ de presque toutes les maladies puerpérales.

Jusqu'à présent, ceci n'est pas admis dans la science. L'académie de Médecine vient de mettre au concours pour 1879 : « Etat de l'utérus et de ses annexes dans les maladies comprises sous le nom de fièvres puerpérales. » Nous espérons que le résultat des concours établira ce que l'étude des faits nous permet d'indiquer d'avance.

Les maladies puerpérales sont beaucoup moins fréquentes et beaucoup moins graves chez les femmes qui habitent la campagne que chez celles qui habitent la grande ville; et, cependant, les conditions hygiéniques dans lesquelles se trouvent les premières sont loin d'expliquer cette différence dans les résultats.

« La seule, la véritable raison, dit le docteur » Brochard, qui fait que les suites des couches » sont, en général, plus heureuses à la campa- » gne qu'à la ville, c'est que les femmes de la » campagne nourrissent leurs enfants, tandis » que celles de la ville ne les nourrissent pas ; » les premières, par conséquent, sont moins aptes » que les autres à subir l'influence des causes » morbigènes auxquelles elles peuvent se trouver » exposées [1] ».

Donc, dans leur intérêt, et pour prévenir une grande partie des maladies plus ou moins graves de la puerpéralité, ces embolies qui causent des morts subites, etc..., les femmes doivent allaiter elles-mêmes leurs enfants.

(1) « Dugès, médecin de la Maternité de Paris, rapporte que dans une épidémie de fièvres puerpérales qui fit beaucoup de victimes dans ses salles, les femmes qui nourrissaient leurs enfants échappèrent seules à l'influence épidémique. » (Dr Brochard, Allaitement maternel, page 23).

§ IV

Maladies diverses produites par le défaut d'allaitement maternel. — Maladies de l'utérus en particulier.

Les maladies causées par le défaut d'allaitement maternel sont nombreuses. On comprend, en effet, les désordres qui doivent résulter du non accomplissement d'une fonction physiologique aussi importante que la lactation.

En 1842, le docteur Gubian père a cité, au Congrès scientifique de France, de nombreux exemples de cancers, d'inflammations mortelles du bas-ventre, de maladies nerveuses survenues chez les femmes qui n'avaient pas nourri et qui avaient supprimé brusquement la lactation.

Il nous serait facile de produire bon nombre de faits qui nous sont propres, à l'appui de ces observations. Si un travail était fait sur ce sujet, on serait vraiment étonné de l'importance étiologique de l'allaitement maternel dans la pathogénie d'une foule de maladies du système nerveux, de la peau, etc. Nous avons cru devoir nous borner à démontrer l'influence de l'allaitement maternel dans la production des affections de l'utérus, en raison des liens physiologiques étroits de cet organe avec la fonction mammaire.

Si les maladies de l'utérus sont si fréquentes chez les femmes du monde, c'est qu'elles ont la mauvaise habitude, de plus en plus répandue, de ne pas nourrir leurs enfants : c'est l'opinion du savant praticien Scanzoni.

Que de filles mères, atteintes d'affections utérines pour n'avoir pas allaité leur enfant, et que de mères, qui, ayant nourri leurs enfants, n'ont jamais eu d'affection de l'utérus, quoique, dans le nombre de ces femmes, on en ait compté plusieurs qui avaient eu dix, dix-sept et même vingt accouchements ! (1).

Nous avons vainement cherché, dans les ouvrages modernes, l'opinion des auteurs sur la relation qui existe entre l'allaitement maternel et les maladies utérines. A part quelques auteurs, que je vais citer, je n'ai rien trouvé de relatif aux rapports des maladies de l'utérus avec l'allaitement maternel. Les traités spéciaux de de MM. Aran, Bennett, Courty, etc., sur les maladies utérines, sont à peu près muets sur les

(1) Observations du Dr Gubian père, recueillies dans son service de l'Hôtel-Dieu.

causes. Nous n'en considérons pas moins l'engorgement de l'utérus, persistant après l'accouchement, par le défaut d'allaitement maternel, comme le point de départ de presque toutes les maladies utérines.

« Nous pouvons affirmer, dit Scanzoni, que » rien ne ramène plus rapidement l'utérus à son » volume normal que l'allaitement maternel. »

Cette manière de voir est partagée par le célèbre Capuron. Je vais citer l'opinion d'un auteur, qui fait autorité en pareille matière.

Voici en quels termes s'exprime Duparcque, à propos des origines et des causes des altérations organiques de l'utérus : « Vient ensuite la *persévérance de la fluxion humorale et vitale*, » qu'avait nécessité le développement du produit » de la conception. Ce mouvement congestif, re- » présentant à un haut degré le molimen mens- » truel, peut, comme lui, et bien plus facilement » encore, être troublé par des causes semblables » d'où résultent des effets pathologiques analo- » gues, mais plus intenses. Et, en effet, tout ce » qui est susceptible de suspendre l'écoulement » des lochies, sans arrêter le mouvement fluxion- » naire qui en fournit les matériaux, devient une

» cause *d'engorgements congestifs* ou phlegmasiques de l'utérus, soit aigus, soit chroniques.

» Tels sont : l'impression du froid, le frisson » des fièvres intermittentes, les émotions morales » vives, profondes, expansives ou concentrées : » dans tous les cas, *l'accouchement le plus heureux laisse à sa suite un engorgement utérin que dissipe la montée du lait*, ou qui se résout » ordinairement dans les neuf jours qui suivent » la délivrance ; quelquefois, et surtout si la » matrice a été *fatiguée*, cet engorgement ne » disparaît qu'à la longue. Or, si avant que cette » résolution soit bien complète, la femme se » lève, se fatigue, se livre aux approches conjugales, se refroidit ou s'expose à l'action de quelques-unes des causes ci-dessus mentionnées, » il reste un *noyau* d'engorgement, qui peut » augmenter graduellement et devenir, tôt ou » tard, l'origine ou le centre d'altérations plus » graves. » (Duparcque, *Maladies de la matrice*, 1839, page 8).

Examinons ce que disent les auteurs classiques sur l'étiologie des maladies utérines.

Etiologie de la congestion, de l'engorgement de l'utérus : rien ou presque rien.

Etiologie de la métrite chronique.

Nous trouvons parmi les causes prédisposantes, l'âge. C'est presque toujours, dit Grisolle, de vingt-cinq à quarante ans qu'elle a lieu, de vingt à quarante ans (Valleix). Telle est aussi l'opinion de Dugès et Mme Boivin et de Duparcque.

Pour Lisfranc, la métrite chronique est extrêmement fréquente à l'époque de la cessation des règles, et pendant *un temps assez long*, après cette cessation [1].

Presque tous les sujets observés par Duparcque et par Mme Boivin et Dugès avaient moins de quarante ans ; deux femmes seulement ont été atteintes pendant le temps critique. L'opinion de Lisfranc ne peut être admise ; donc, c'est dans l'âge où la femme a des enfants qu'elle est le plus exposée à la métrite chronique. Sur vingt-deux observations rassemblées par Valleix, il y en a dix-sept, c'est-à-dire plus des trois-quarts, qui appartiennent à des femmes ayant eu des enfants.

(1) Clin. chir. de l'hôp. de la Pitié, T. II, page 628.

Parmi les causes occasionnelles, MM. Duparcque et Valleix citent les couches comme jouant un grand rôle dans la production de la métrite chronique.

Le plus grand nombre de ces altérations (celles de la métrite chronique), sont survenues, selon ces auteurs, à la suite des couches. Ils ne disent pas si les femmes ont ou n'ont pas nourri.

On trouve, dans le premier de ces auteurs, au nombre des causes occasionnelles : *marcher trop tôt après l'accouchement, les fatigues* et les autres causes; mais le défaut d'allaitement n'est même pas mentionné.

« Cette partie de la pathologie, dit Valleix, » en parlant des maladies de l'utérus, est une » de celles qui ont fait les progrès les plus lents, » et qui encore aujourd'hui, malgré les travaux » importants qui ont paru, surtout dans ces der» nières années, laissent peut-être le plus à » désirer [1]. »

D'après le même auteur, « *nos connaissances* » *sur l'étiologie de la congestion utérine sont bien* » *vagues*. — Je dois ajouter, dit-il, *que je n'ai*

(1) Valleix. — *Guide de Méd. prat.*, T. IV, page 43.

» *jamais trouvé de déplacement considérable de* » *l'utérus, sans un certain degré de conges-* » *tion* (1). »

Nous retrouvons, dans l'étiologie de la métrite simple aiguë, les diverses causes attribuées à la simple congestion.

« Nos connaissances sur cette affection, dit » Valleix, sont loin d'être précises (2). »

Comme on le voit, l'origine de la plupart de ces maladies serait à peu près inconnue, ou du moins, il resterait beaucoup à faire sur ce sujet.

« Il n'y a pas d'engorgement du corps de » l'utérus sans déviation, » a dit M. Velpeau à la tribune.

Tel est le point de départ de toute ma théorie sur la production des maladies utérines. Il est évident qu'une fois l'utérus dévié ou fléchi, il reste engorgé; la métrite chronique survient, laquelle provoque, à son tour, une nouvelle fluxion utérine et, quand la malade, placée dans ce cercle vicieux, demandera les causes de son état, la science moderne lui répondra qu'elle a marché trop tôt après l'accouchement, ce qui est,

(1) *Loco citato*, page 45.
(2) *Loco citato*, page 103.

en effet, une des causes secondaires les plus fréquentes de l'état morbide qui nous occupe; mais, ce qu'elle ne lui dit pas, parce que, malheureusement, ce n'est pas consigné dans les livres classiques, c'est que, n'ayant pas nourri, la matrice ne s'est pas dégorgée, que la déviation en a été la conséquence, et la métrite chronique le résultat définitif.

Le fait d'avoir marché trop tôt après l'accouchement peut être la cause déterminante de la déviation, mais non de l'engorgement ; très fréquemment, nous voyons des femmes qui allaitent, marcher, quelques jours après, sans inconvénient. Les femmes de la campagne sont souvent dans les champs le lendemain ou le surlendemain de leur accouchement ; la marche n'a aucune action dans ces cas; c'est que la femme qui allaite elle-même son enfant, comme cela a lieu constamment à la campagne, n'est pas exposée à la pléthore utérine, à la congestion, à l'engorgement et, par suite, à la déviation, à la métrite chronique et à ses conséquences [1].

(1) J'ai exercé les fonctions de chirurgien des hôpitaux et hospices de la ville de Bordeaux pendant treize ans, et, ce n'est que très exceptionnellement que j'ai constaté ces maladies, chez les femmes qui avaient nourri. Il en a été de même dans ma clientèle.

Tel est le mécanisme de la production des maladies de l'utérus qui suivent les couches, de l'engorgement utérin, de la métrite chronique, et de la déviation que j'appellerai primitive, pour la différencier de celle qui vient plus tard chez les femmes qui ne nourrissent pas. Je vais citer à l'appui quelques observations tirées de ma pratique.

Faits de femmes qui n'ont pas nourri et qui ont eu des maladies de l'utérus.

Fait 1. — Madame A..., 19 ans, marchande, constitution moyenne, tempérament nerveux, santé antérieure bonne, accouchement naturel (1870), n'a pas nourri, malgré mes conseils : *troubles utérins pendant un an; santé mauvaise.* Je conseille une nouvelle grossesse ; autre médecin appelé ; traitement de la maladie utérine, insuccès ; deuxième grossesse, amélioration de la santé [1].

(1) Deuxième accouchement, vingt-cinq mois après le premier ; allaitement mixte pendant neuf mois, santé assez bonne. En 1876, troisième accouchement, allaitement mercenaire ; la santé de Mme A... se détériore ; elle arrive au dépérissement extrême. Rappelé de nouveau pendant la quatrième grossesse (avril 1877) et lors du quatrième accouchement (octobre 1877) je conseille l'allaitement mixte, qui est

Fait 2. — Madame B..., femme d'un restaurateur, âgée de 30 ans; constitution moyenne, tempérament lymphatique-sanguin, santé antérieure bonne; deux accouchements naturels, à la suite desquels elle n'a pas allaité et a marché trop tôt. Santé mauvaise; je deviens son médecin et je constate une métrite chronique avec antéversion marquée. Troisième grossesse; amélioration de la santé, accouchement naturel; *allaitement mercenaire* par influence du mari; repos au lit de près d'un mois; engorgement et déviation à un moindre degré cependant, à en juger par l'état général, qui s'est un peu amélioré.

Fait 3. — Madame C..., 30 ans, femme d'un négociant, constitution moyenne, tempérament lymphatique-nerveux, taille élevée, grande beauté, santé antérieure bonne. Mariée à vingt ans ; pas de grossesse les trois premières années de son mariage; depuis, deux accouchements naturels, à la suite desquels elle n'a pas nourri ;

suivi avec succès. La santé de madame A... est aujourd'hui bonne, malgré le chagrin profond que lui a causé la mort presque subite de sa jeune sœur qu'elle aimait beaucoup. Elle continue à allaiter son quatrième enfant, âgé de six mois, et qui, comme les autres, est fort et se porte bien.

affaiblissement progressif de la santé; plusieurs avortemen ; engorgement, déviation utérine, métrite chronique; presque toujours malade depuis plusieurs années, sans pouvoir invoquer aucune autre cause, hystéricisme, etc.; existence empoisonnée, obligation de porter une ceinture hypogastrique; en est réduite à l'hydrothérapie [1].

Fait 4. — Madame D..., 30 ans, femme d'un négociant, tempérament lymphatique-nerveux; santé antérieure bonne, accouchement naturel; premier enfant, *qu'elle n'allaite pas;* repos au lit de vingt jours; quelques mois après, douleurs dans le bas-ventre, affaiblissement de la santé, diminution de la beauté; soulagement par une ceinture hypogastrique. Deuxième grossesse, amélioration de la santé, deuxième accouchement naturel, allaitement mercenaire, amélioration persistante, à un moindre degré cependant; troisième grossesse, santé bonne au début. Une altération sensible de l'état général m'a fait interdire l'allaitement.

(1) En 1876, troisième accouchement, amélioration de la santé du côté de l'utérus, allaitement mercenaire; phénomènes du côté du cœur, étouffements après les repas, etc., obésité, altération de la beauté.

Fait 5. — Madame E..., 28 ans, femme d'un courtier, tempérament lymphatique-nerveux, santé antérieure bonne ; a eu deux enfants qu'elle n'a pas allaité ; le médecin de sa mère lui avait dit qu'elle était trop faible ; après son deuxième accouchement, pratiqué par la sage-femme professeur citée dans mon travail, je suis appelé pour suites de couches mauvaises, provenant d'un défaut d'allaitement, alors que j'avais conseillé d'allaiter. Convalescence longue, santé chancelante, pâleur des tissus, perte de la beauté ; troisième grossesse en 1857, amélioration notable de la santé ; allaitement maternel ; pendant dix mois, santé bonne. En 1861, fausse couche, santé mauvaise depuis, troubles utérins (1863) [1].

Fait 6. — Madame F..., 32 ans, femme d'un négociant, tempérament lymphatique-sanguin, santé antérieure bonne, sauf dans son enfance, quelques manifestations de la diathèse scrofuleuse, a eu, il y a huit ans, un enfant qu'elle n'a pas allaité ; santé mauvaise depuis, troubles utérins, déviation utérine, n'est soulagée que

(1) 1877 janvier, métro-péritonite qui a mis ses jours en danger ; engorgement et prolapsus utérin ; santé médiocre, malgré divers traitements employés : bains d'Ussat, etc.

par l'application d'une ceinture hypogastrique ; métrite chronique rebelle.

La déviation peut se manifester plus tard, chez les femmes qui ne nourrissent pas ; c'est celle qui a eu lieu à l'époque dite du retour des couches ou après l'une des époques menstruelles suivantes.

Nous l'appellerons *consécutive*, par rapport à la première. Voici l'ordre de succession du phénomène que nous avons observé :

Règles abondantes, comme en général chez les femmes qui ne nourrissent pas ; souvent même, véritables métrorrhagies brusques ou lentes ; congestion, absence de repos voulu, engorgement, déviation, métrite, etc... (faits 7, 8, 9).

Au début de ma pratique, ces métrorrhagies, qui s'observent fréquemment chez les femmes qui ne nourrissent pas, me causaient beaucoup d'inquiétude ; je ne trouvais dans les auteurs classiques rien qui pût me rassurer à cet égard ; il ne fallut rien moins que les enseignements de confrères expérimentés, pour m'apprendre que ces pertes abondantes étaient fréquentes dans ces conditions ; ma pratique m'a depuis démontré cette relation [1].

Fait 7. — Madame G..., marchande, constitution moyenne, tempérament lymphatique-sanguin ; au premier accouchement (juin 1867), je fus obligé d'appliquer le forceps, à cause de la longueur excessive du travail par inertie utérine; enfant vivant, allaitement mercenaire, malgré mes conseils, repos au lit prolongé, pertes abondantes au retour de couches (juillet 1867), et aux époques menstruelles suivantes (sept. 1867). Six mois après, santé mauvaise, troubles utérins, déviation, métrite chronique ; autre médecin appelé ; a eu trois enfants depuis. J'ignorais l'état de sa santé (1873) [2].

Fait 8. — Madame H..., 42 ans, marchande, tempérament lymphatique-nerveux ; santé antérieure assez bonne ; dysménorrhée ; a eu cinq enfants, *qu'elle n'a pas allaité ;* le dernier il y a

(1) Ces règles abondantes, métrorrhagiques, chez les femmes qui ne nourrissent pas, peuvent réclamer quelquefois les saignées anti-hémorrhagiques, préconisées de nos jours par M. le professeur Chauffard, comme moyen dérivatif, destiné à prévenir les congestions cataméniales, persistant après l'imprégnation et amenant le détachement du germe et pouvant être une cause de stérilité (Gazette des hôpitaux 1878, n. 78, page 649).

(2) J'ai appris, en 1878, qu'elle n'avait nourri aucun de ses enfants, qu'elle avait une mauvaise santé pour laquelle elle avait subi divers traitements : ceinture abdominale, hydrothérapie, etc.

neuf ans. Depuis, je suis son médecin. Presque à chaque époque menstruelle, règles abondantes, troubles utérins, hystéricisme, palpitations cardiaques persistant pendant dix à quinze jours ; congestion passive de l'utérus, qui revient difficilement à son volume habituel [1]. A eu, en 1869, une hématocèle rétro-utérine, terminée par un phlegmon qui s'est vidé dans l'intestin ; sa vie a été en danger.

Fait 9. — Madame J..., 40 ans, marchande, santé antérieure bonne ; a eu quatre enfants qu'elle n'a pas allaité ; a eu, après le troisième et le quatrième, de la folie puerpérale, qui a duré de trois à quatre mois ; depuis, après chaque époque menstruelle, troubles utérins, sensation de strangulation, hystéricisme, etc... ; santé médiocre.

Fait 10. — Madame J..., 40 ans, bouchère, a eu trois enfants, qu'elle n'a pas allaité, le dernier il y a douze ans ; gastralgie, troubles uté-

(1) En 1869, j'écrivais au docteur G. S., médecin à Cauterets ; col haut, antérieur, ouvert, corps de l'utérus sensible, volumineux, pesant, rétroversé, un peu fléchi ; on dirait que cet organe traîne un boulet. — En 1874, tumeur de l'ovaire, constatée par Messieurs les docteurs H. G., J. D. et moi. — En 1875, ovariotomie pratiquée avant le temps, avec succès par le professeur K..... Le traitement a duré 6 ou 7 mois. Morte en décembre 1878.

rins aux époques des règles : presque toujours souffrante.

FAIT 11. — Madame H..., 42 ans, femme d'un employé, tempérament lymphatique-nerveux, a eu, il y a vingt ans, un enfant qu'elle n'a pas nourri ; presque toujours malade depuis, gastralgie, entéralgie, métrite chronique.

FAIT 12. — Madame L..., 40 ans, modiste, tempérament lymphatique-nerveux, a eu, il y a quinze ans, un enfant ; allaitement mercenaire, métrite chronique, santé médiocre.

FAIT 13. — Madame M..., 58 ans, marchande, tempérament nervoso-sanguin, santé antérieure bonne ; première grossesse il y a vingt-six ans ; avortement à trois mois et demi ; deuxième grossesse dix-huit mois après, n'a pas nourri, puis trois avortements. Ovarite qui a mis ses jours en danger à l'époque de la ménopause.

FAIT 14. — Madame N. ., 39 ans, femme d'un employé, tempérament lymphatique-nerveux, santé antérieure délicate ; première grossesse, avortement à deux mois ; deuxième grossesse, accouchement naturel, allaitement mixte. Amélioration de la santé ; troisième grossesse, allaitement mercenaire. Depuis, dysménorrhée, entéralgie, névralgies rhumatismales, santé médiocre.

Fait 15. — Madame O..., 42 ans, a eu deux enfants qu'elle n'a pas allaité ; santé mauvaise.

Fait 16. — Madame P..., 51 ans, propriétaire, tempérament nerveux-sanguin, a eu cinq enfants, qu'elle n'a pas nourri ; elle avait essayé de nourrir le premier, des abcès firent suspendre l'allaitement. Congestion utérine, entéralgie, rhumatismes, gravelle ; santé mauvaise.

Fait 17. — Madame veuve Q..., 53 ans, marchande, tempérament nerveux-sanguin, a eu six enfants, en a nourri quatre complètement, santé bonne ; les deux autres, mis en nourrice ; santé mauvaise, gastralgie, entéralgie, rhumatismes ; les deux enfants qui avaient été mis en nourrice sont morts, les autres se portent bien.

Fait 18. — Madame R..., cordonnière, tempérament lymphatique-sanguin, deux enfants non nourris, santé médiocre ; troisième grossesse dix-sept ans après ; allaitement mercenaire, pléthore, congestions, eczéma aux jambes et à la tête, santé mauvaise.

Fait 19. — Madame S..., 32 ans, lisseuse, santé antérieure bonne, trois enfants qu'elle n'a pas allaité ; toujours malade de douleurs de tête, névralgies, troubles utérins, etc...

On pourrait multiplier ces faits à l'infini.

J'ai observé, un certain nombre de fois, et toujours chez des femmes qui n'ont pas nourri leurs enfants, ces congestions utérines passives, consécutives au molimen menstruel, qui donnent lieu à des manifestations hystériformes, la matrice restant plus ou moins longtemps à revenir à son volume. On dirait une éponge imbibée de sucs, qu'une main affaiblie n'a pas la force d'étreindre (faits 2, 7, 8, 9, 47).

Un des inconvénients les plus graves du défaut d'allaitement maternel, c'est que l'utérus n'est jamais en repos. Les grossesses se suivent sans interruption, se multiplient, et, si la femme suit les mêmes errements, c'est-à-dire si elle n'allaite pas, elle éprouve une difficulté de plus en plus grande ou une impossibilité absolue de nourrir, ce qui est rare, et elle finit par perdre sa beauté, sa santé, et elle peut être atteinte de maladies de l'utérus ou de ses annexes.

CHAPITRE VII.

Influences diverses au point de vue de l'allaitement maternel.

Après avoir démontré l'influence des diverses doctrines médicales sur la généralisation de l'allaitement maternel, il nous reste à parler d'autres influences, plus ou moins puissantes, sur la détermination de la mère. Ici se place en première ligne celle du mari. Le mari aurait une influence considérable pour décider sa femme à allaiter, s'il ne partageait pas l'indifférence générale, s'il pouvait voir surtout de quel côté se trouve son véritable intérêt ; il n'hésiterait pas alors à être le premier à donner à sa femme le conseil de nourrir, et serait le plus souvent écouté ; mais, imbu de cette idée, presque dominante aujourd'hui, que l'allaitement maternel n'est pas indispensable à la santé de la mère, et, qu'au contraire, il peut lui être nuisible, il n'examine plus la question qui nous occupe qu'au point de vue de la santé de sa femme et de son intérêt. Il arrive alors que, par une affection mal comprise, parce qu'elle n'est pas éclairée, il ne veut pas que sa femme nourrisse, ou bien il ne consulte que les besoins de son commerce, de ses affaires, sa tranquillité et son repos.

Celui dont l'influence est considérable sous ce rapport et pourrait l'être encore bien davantage, s'il avait une conviction bien établie sur la nécessité absolue de l'allaitement maternel, c'est le médecin.

Admis au foyer domestique, plus que personne il peut être l'apôtre de la vérité et combattre l'erreur. En général, sa voix est écoutée quand il a su conquérir l'estime et la confiance ; c'est donc lui qui doit donner des conseils et être juge dans cette question si délicate de l'allaitement. Dans certains cas, il doit s'y opposer, dans l'intérêt même de la mère et de l'enfant, mais ces cas sont bien rares, et, le plus souvent, il doit conseiller à la mère de nourrir.

Je dirai plus : le médecin ne doit pas attendre qu'on le consulte à ce sujet ; il doit prendre l'initiative, tant l'accomplissement de cette fonction est indispensable à la santé de la mère et à la conservation de l'enfant. Il arrive que ses conseils ne sont pas écoutés de prime abord, mais les exemples qu'il peut donner, sa douce persuasion, arrivent presque toujours à convaincre.

Quelquefois, cependant, malgré ses conseils et ses avertissements, on prend une décision opposée, mais les difficultés sans nombre qui ne manquent pas de surgir, l'éloquence des faits viennent lui donner raison, et, souvent, il obtient, après un deuxième accouchement, ce qu'il n'a pu obtenir après un premier Il n'a alors qu'à se féliciter d'avoir su attendre et persévérer dans sa direction. La sage-femme a également une influence immense auprès de la mère, qui la consulte le plus souvent, dans la classe moyenne, et presque toujours dans la classe ouvrière ; son influence est d'autant plus grande que son action est plus étendue dans la société, car toutes les femmes n'ont pas un accoucheur, mais toutes les femmes du peuple, dans les villes comme dans les campegnes, recourent, pendant la grossesse ou après l'accouchement, aux conseils d'une sage-femme.

Honneur à ceux qui, dans ces graves circonstances, restent à la hauteur de leur mission, même au mépris de leurs intérêts. Malheureusement il y a beaucoup trop de praticiens qui, loin de prendre l'initiative, ne cherchent, avant tout, qu'à plaire à leurs clients, commencent par sonder le terrain et se tiennent, sur cette question, dans ce qu'ils appellent une *prudente réserve*.

Comme on le voit, l'influence trop souvent négative, en matière d'allaitement, du médecin et de la sage-femme, est une des causes qui s'opposent à la généralisation de l'allaitement maternel.

CHAPITRE VIII

Relâchement dans les mœurs médicales ; ses causes ; ses conséquences, au point de vue de la généralisation de l'allaitement maternel.

Il est des sujets qu'on ne saurait traiter avec trop de délicatesse. Ceux qui touchent, en quoi que ce soit, à l'honorabilité des professions libérales, et de la profession médicale en particulier, sont de ce nombre. Quelque pénible cependant que soit la constatation de certains faits, on ne doit pas craindre de les signaler quand ils jouent le principal rôle dans une question aussi importante pour la société que celle qui nous occupe. Ce n'est pas porter atteinte à l'honorabilité de la profession médicale, d'assurer que, par le temps où nous sommes, il est malheureusement un trop grand nombre de médecins qui passent légèrement sur les côtés pénibles que présentent certains devoirs. Cela a existé de tout temps et existera probablement toujours ; mais on ne saurait méconnaître qu'il y a réellement un relâchement notable dans les mœurs médicales qui, sans être général, n'en est pas moins le fait d'un trop grand nombre d'individualités. Nous n'avons pas la prétention d'en signaler toutes les causes : ce serait faire l'histoire des mœurs publiques de notre époque; nous tenons à dire qu'un degré d'affaiblissement de la notion du devoir est signalé dans beaucoup d'écrits contemporains, et, pour ce qui concerne notre noble profession, on trouverait, dans l'ouvrage si intéressant de M. le docteur Munaret *(Mœurs et Sciences)*, cette question traitée avec une délicatesse de plume sans pareille.

Non, ce n'est pas porter la moindre atteinte à l'honneur et à la dignité du corps médical, d'affirmer, d'une manière générale, qu'il n'est pas ce qu'il a été sous le rapport de l'éducation et de la sévérité des principes. Puis, il faut bien le dire, autrefois, on n'embrassait pas la carrière médicale sans avoir au moins un petit patrimoine, pour attendre la clientèle et ses honoraires, le plus souvent si peu rémunérateurs ; on se trouvait ainsi, il faut le reconnaître, dans des conditions d'indépendance relative favorables au libre exercice de tous les devoirs professionnels.

En général, le médecin débute sans fortune ; et les honoraires médicaux sont restés stationnaires. Il faut plaindre les nations qui ne voient pas dans cette situation un grand péril social. Je ne veux d'autre argument en faveur de la thèse que je soutiens que la rapidité avec laquelle les associations locales et l'Association générale des Médecins de France se sont constituées.

Peu rétribué par la clientèle, exploité par toutes les administrations possibles, le médecin n'a plus le même prestige, ni l'influence qu'il avait autrefois; et, s'il est vrai que, malheureusement, un trop grand nombre d'entre eux succombent dans cette lutte de tous les jours, de tous les instants, avec la société, il faut l'attribuer aux conditions difficiles dans lesquelles il se trouve.

Dans les campagnes, le médecin est, à l'heure où j'écris, le fonctionnaire, mal rétribué, des sociétés de secours mutuels ; dans les grandes villes, les jeunes médecins sont à peu près dans ce cas. Si l'on ne porte remède à cette situation, on pourra dire bientôt, comme sous les Césars : « La médecine ne sera exercée que par des esclaves. »

Espérons que, par l'association, par la création de syndicats, etc., le médecin reprendra bientôt la place et le rôle qu'il doit avoir dans la société.

CHAPITRE IX

De la sage-femme dans la société moderne.

Et la sage-femme, ce conseiller intime de la femme, dans les villes et dans les campagnes, est-elle plus favorisée que le médecin, sous le rapport de la position de fortune, pour pouvoir exercer avec indépendance et dignité la mission qui lui est confiée? Suivez-la au sortir de l'Ecole, à la campagne ou à la ville, et plus encore dans celle-ci : elle mène une vie de misère et de fatigues, et, à part quelques privilégiées de la profession, elles vivent pauvres, abandonnées à elles-mêmes, sans lien qui les réunisse entre elles et leur permette de jouir des bienfaits de l'association. Aussi leur niveau intellectuel est-il peu élevé, et, dans l'isolement où elles sont, leur niveau moral est à la hauteur de leur peu de bien-être.

Je n'ai pas à faire ici la physiologie de la sage-femme, dans notre société moderne; je me bornerai à dire qu'il en est un trop grand nombre, dans les villes et dans les campagnes, qui ne vivent que de casuel honteux. Il n'est pas d'année où la Cour d'assises ne retentisse d'affaires déplorables où un trop grand nombre joue des rôles que je ne veux pas qualifier; la statistique judiciaire est là pour démontrer que je n'exagère pas le tableau.

Certes, il en est, dans cette profession, un grand nombre de très-honorables; mais, en général, la sage femme n'est pas pour la femme, au point de vue de l'allaitement maternel, un conseiller sur lequel on puisse compter. Beaucoup trop d'entre elles sont intéressées à ce que la femme ne nourrisse pas, parce qu'elles reçoivent *une remise* des nourrices qu'elles procurent, et c'est là souvent, il faut bien le dire, leur seule rétribution.

LIVRE II

Moyens de généraliser l'allaitement maternel.

Avant d'indiquer les moyens de généraliser l'allaitement maternel, et de les étudier dans leurs effets, nous devions examiner les causes qui, dans notre société, ont fait, comme je l'ai dit, sinon tomber en désuétude, du moins négliger beaucoup l'accomplissement de cette fonction. Si nous nous sommes longuement étendu sur ces causes, c'est qu'elles sont nombreuses ; c'était pour nous le procédé le plus sûr d'indiquer quelques moyens de généraliser l'allaitement maternel.

Nous diviserons ces moyens en :

1° Moyens qui s'adressent aux jeunes mères ;
2° Moyens qui s'adressent à la société.

CHAPITRE I

Moyens qui s'adressent aux jeunes mères.

Ils se divisent en mobiles qui mettent en jeu l'intérêt personnel de la mère, et en mobiles qui mettent en jeu son amour maternel.

---

§ 1.

Mobiles qui mettent en jeu l'intérêt personnel de la mère.

Parmi les mobiles qui mettent en jeu l'intérêt personnel de la mère, notons en première ligne l'instruction. Il est utile de faire connaître à la jeune mère les maladies ou accidents auxquels s'exposent les femmes qui ne nourrissent pas : les maladies puerpérales diverses, la fièvre puerpérale, les morts subites, causées par embolies, les maladies de la matrice et autres, plus ou moins graves.

La statistique démontre que, parmi les femmes qui meurent de suites de couches, celles qui n'ont pas allaité sont plus nombreuses que celles qui ont allaité.

Il faut bien faire savoir à la femme qui ne nourrit pas qu'après l'accouchement son utérus reste engorgé, que les ovaires et les autres annexes de la matrice participent à cet état congestif que la femme, devant remplir une fonction sécrétoire particulière, si cette fonction ne s'accomplit pas, l'organisme en souffre, et que ce n'est pas avec quelques diurétiques et quelques purgatifs qu'on supplée à une fonction naturelle.

J'ai déjà parlé trop longuement du mécanisme des déviations utérines et de la métrite chronique pour y revenir ici ; il faut cependant ne pas laisser ignorer aux femmes que ces pertes abondantes, ces hémorrhagies revenant au retour des couches, persistant entre les époques ou se renouvelant au moment des règles, ces sensations de poids, de fatigue dans le bas-ventre, ces douleurs particulières du sacrum, ces tiraillements du pli de l'aîne, ce malaise, cet état nerveux particulier, cet hystéricisme et toutes ces douleurs enfin qui suivent l'accouchement, n'ont lieu que parce qu'elles n'ont pas allaité elles-mêmes leurs enfants.

Il est utile de leur montrer des femmes atteintes d'engorgement et de déviation de la matrice par le fait de n'avoir pas nourri. On ne saurait trop mettre sous les yeux des jeunes mères de nombreux exemples de femmes qui sont obligées de porter constamment des ceintures hypogastriques pour remédier à des déviations du corps de l'utérus en avant, qui causent de si fréquentes envies d'uriner et des douleurs si pénibles.

Il ne faut pas qu'elles ignorent que les déplacements du même organe en arrière, qui détermine une constipation si douloureuse et si opiniâtre, tiennent encore aux causes que nous avons signalées, que bientôt toutes ces infirmités réagissent sur les voies digestives, sur la santé, sur leur beauté, et qu'elles traînent une existence pleine de souffrances et de périls. « Si j'avais su toutes ces choses, répondent la plupart des femmes, je n'eusse pas manqué de nourrir mes enfants, mais on m'a dit que, pour telle ou telle raison, je ne pouvais, je ne devais pas nourrir. »

Examinons donc les principales objections contre l'allaitement maternel.

Objections contre l'allaitement maternel.

Une des objections les plus fréquentes est que la mère n'a pas assez de santé, assez de force pour nourrir.

Cette objection vient souvent du mari, beaucoup plus souvent de la mère de la jeune femme ou de sa famille, plus rarement, il faut le dire, elle vient de la jeune femme elle-même.

Elle voudrait bien, dit-elle, nourrir, mais elle a peur de ne pouvoir continuer, de n'avoir pas assez de lait, et elle préfère immédiatement prendre *un parti*. Comme on le voit, le médecin a fort à faire en face d'une pareille opposition. Cette objection n'est pas sérieuse, car, ainsi que je l'ai démontré, presque toutes les femmes sont aptes à nourrir leurs enfants. Pour ce qui est de l'objection tirée de la faiblesse de la constitution, de l'état de santé, je pourrais citer des observations assez nombreuses de jeunes femmes qui paraissaient faibles de constitution et de santé, qui non-seulement ont nourri avec succès, mais dont la constitution et la santé se sont améliorées par l'allaitement pratiqué avec intelligence.

Fait 20. — Madame U..., 28 ans, qui habite aujourd'hui la ville de T..., est un exemple de véritable transformation de la constitution par l'allaitement maternel. Sa mère et son frère sont morts de phthisie tuberculeuse ; elle présentait la plus grande ressemblance anatomique, physiologique et psychologique avec sa mère. Dès sa première grossesse, il y a huit ans, on lui conseillait de ne pas nourrir, lui disant que, si elle le faisait, elle deviendrait poitrinaire. Accouchement naturel, allaitement mixte ; amélioration de la santé et de la constitution de la mère. (enfant morte à l'âge de dix-huit mois du croup). Deuxième accouchement de deux jumeaux, l'un est allaité par la mère, l'autre par une nourrice ; deux enfants morts, celui que la mère allaitait (allaitement mixte), à l'âge de dix mois de la variole, celui qu'allaitait la nourrice à l'âge de huit mois d'accidents cérébraux. Amélioration progressive de la santé de la mère. Troisième accouchement il y a dix-neuf mois (allaitement mixte), santé toujours très-bonne, et cependant, cette dame, dont le mari est à la tête d'une des principales maisons de commerce d'une grande ville de France, tout en allaitant son enfant, était, en même temps, le plus actif auxiliaire de la maison de commerce. Mère et enfant se portent bien [1].

Un fait non moins probant est le suivant :

Fait 21. — Madame T..., 26 ans, était, avant son mariage, une des jeunes filles les plus chétives, en apparence, de mon quartier : système musculaire peu développé, arcs costeaux saillants, seins rudimentaires, mamelons bien conformés. Sa sœur, ayant eu deux enfants qu'elle n'a pas allaités, est morte phthisique. Première grossesse de Madame T..., allaitement mixte ; amélioration de la constitution. Plus tard, quelques accidents thoraciques donnent des craintes pour sa santé. Deuxième grossesse, tout disparaît; allaitement mixte, amélioration progressive de la santé. A l'époque de la guerre (1870), troisième accouchement ; allaitement mixte ; elle est obligée de se séparer de son mari, d'origine allemande, qui reçoit l'ordre de quitter la France Emotions morales, nouveaux phénomènes thoraciques passagers, toux, fièvre continue, amaigrissement; continuation de l'allaitement mixte ; traitement spécial ; aujourd'hui (1874), santé bonne de la mère et des trois enfants [1].

(1) N'étant plus le médecin de cette famille, qui avait dû aller habiter un quartier très-éloigné du mien, j'ai appris que madame T... avait eu un quatrième enfant, *qu'elle n'avait pas nourri*, et que, comme sa sœur, elle était morte de phthisie.

Faits de femmes dont la santé a été transformée par l'allaitement maternel.

Fait 22. — Madame V..., 34 ans, tempérament nerveux-sanguin, avait un asthme avant d'être mariée, a eu quatre enfants ; n'a pas nourri les deux premiers : persistance de l'asthme ; allaitement du troisième et du quatrième (allaitement mixte), disparition complète des accès d'asthme.

Fait 23. — Madame X..., 24 ans, étant jeune fille, était un type de santé délicate ; mariée, a eu trois enfants qu'elle a allaités complétement. Depuis, sa santé a été véritablement transformée.

Fait 24. — Madame Y..., 32 ans, femme d'un employé, tempérament *éminemment nerveux*, a eu quatre enfants ; les trois premiers complétement allaités, transformation de la constitution et du tempérament ; quatrième enfant, bronchite ; allaitement mixte, santé très-bonne (1874) ; même étant persistant, malgré la perte récente d'un enfant de huit ans (1878).

Fait 25. — Madame Z..., 32 ans, tempérament nerveux-sanguin, très-impressionnable, a eu deux enfants qu'elle a allaités, le premier complétement, le deuxième, allaitement mixte, développement du système musculaire, santé bonne.

FAIT 26. — Madame W..., 30 ans, domestique dans ma maison pendant sept ans, tempérament lymphatique-nerveux ; santé délicate, bronchites fréquentes (sa sœur est morte phthisique). Mariée il y a deux ans (1872), allaitement mixte, santé beaucoup améliorée (1874).

FAIT 27. — Madame A..., femme d'un pâtissier, constitution forte, tempérament nerveux-sanguin, avait eu, avant son mariage, des rhumatismes articulaires aigus, multiples, pyrétiques, intenses, une fois avec complication du côté du cœur (le père est rhumatisant). En 1876, accouchement par le forceps, à la suite d'un travail excessivement long ; suites de couches pénibles, allaitement maternel difficile, lactation rebelle à établir, fièvre, douleurs rhumatoïdes, *phlegmatia alba dolens*. Malgré cela, allaitement maternel continué, complet ou mixte, soins pendant plus de deux mois, retour progressif de la santé, enfant fort ; la mère n'a plus eu de rhumatismes ni de maladies, malgré des revers de commerce ; elle allaite avec succès un deuxième enfant qu'elle a eu cette année (1878).

Fait 28. — Madame B..., femme d'un ingénieur civil, aujourd'hui à N..., près Paris, tempérament nerveux-sanguin, a eu deux enfants qu'elle a nourris complétement, constitution transformée.

Fait 29. — Madame C..., femme d'un négociant, tempérament nerveux-hystérique avant son mariage, a eu deux enfants nourris complétement ; plus d'hystérie.

Fait 30. — Madame D..., 26 ans, femme d'un employé, tempérament nerveux, santé antérieure délicate ; il y a neuf mois, a eu un enfant faible, prenant difficilement le sein, dont le mamelon existait à peine, allaitement artificiel depuis huit jours, l'enfant dépérissait. Appelé dans ces circonstances, je prescris de mettre l'enfant au sein *avant* de lui donner du lait faiblement coupé. Le mamelon se forme, la lactation s'établit ; allaitement mixte, mère dont la santé a été transformée, enfant très fort.

Fait 31. — Madame E...., 22 ans, femme d'un négociant, était une jeune fille nerveuse et maladive. En 1877, premier accouchement naturel, allaitement maternel complet. Transformation de la santé (juillet 1877). Madame E... est non-seulement toujours très bien portante, mais a acquis un degré de beauté qu'elle était loin de posséder.

Je pourrais citer bien d'autres exemples empruntés à ma pratique, à celle de mes confrères ou aux auteurs, pour démontrer que l'allaitement, méthodiquement pratiqué et surveillé, c'est-à-dire complet ou mixte, suivant les indications, améliore, transforme la constitution, le tempérament, la santé.

Il est des femmes qui présentent une irritabilité nerveuse et une impressionnabilité si grande, qu'on est à se demander si on leur conseillera de nourrir.

La plupart des médecins et des auteurs disent que ce sont là des conditions fâcheuses pour allaiter avec succès, à cause des influences de ce tempérament impressionnable sur le lait de la mère.

Quand il s'agit de choisir une nourrice, à domicile ou à la campagne, on recherche les meilleures conditions possibles et, en particulier, un tempérament calme et paisible, cela se comprend ;

mais parce qu'une mère est nerveuse et même éminemment nerveuse, faut-il pour cela lui conseiller de ne pas nourrir ? Je ne le crois pas ; je pense, au contraire, que l'allaitement, méthodiquement pratiqué, non-seulement peut suffire aux besoins de l'enfant, mais qu'il y a là une occasion, qu'il ne faut pas perdre, de transformer le tempérament de la mère.

C'est parce que, dès le début de ma pratique, j'ai eu la conviction que la femme, qui était capable de transmettre la vie à un enfant était également capable de le nourrir, que j'ai eu le bonheur de faire partager cette manière de voir à bon nombre de jeunes mères qui, aujourd'hui, sont très heureuses d'avoir suivi cette voie.

Fait 32. — Entre autres exemples, je citerai celui de Madame R..., femme d'un employé de commerce, qui, jeune fille, était le type de l'enfant gâtée, nerveuse et impressionnable à l'excès.

Premier accouchement : allaitement mercenaire ; suites de couches pénibles, phénomènes nerveux, hystéricisme, etc.

Lors du deuxième accouchement, je deviens son médecin ; allaitement maternel complet.

Difficultés dès le début de l'allaitement, gerçures, fièvre, etc. Mon honorable confrère le docteur X..., qui l'avait soignée avant moi, considère ma persévérance comme hasardeuse, presque téméraire. Allaitement mixte; au bout d'un mois, allaitement maternel complet; transformation progressive de la constitution et du tempérament de la mère. Madame R... a eu depuis cinq enfants qu'elle a tous nourris complètement; elle ne présente plus aujourd'hui le moindre phénomène nerveux; elle a de l'embonpoint, les formes de la poitrine sont bien accentuées, le système musculaire s'est bien développé, et la force de caractère qu'elle a montrée récemment, au milieu de circonstances très-pénibles pour elle, tout enfin démontre que la jeune mère nerveuse, qui n'allaitait pas, a vu sa santé se transformer par le fait de l'allaitement maternel. Tous ses enfants sont forts (1874) [1].

Une objection qui est faite assez souvent, c'est la crainte de voir l'altération des formes et de la beauté être le résultat de l'allaitement. On peut

(1) Cet état de madame R... a persisté depuis, à un moindre degré cependant, malgré des *épreuves morales multiples*, et la perte de deux nouveaux enfants qu'elle a eus et qu'elle a voulu allaiter *complètement* malgré mes conseils.

répondre aux personnes qui placent la coquetterie avant l'amour maternel, que, si elles connaissaient mieux les lois de la physiologie, elles allaiteraient leurs enfants [1].

Les femmes Grecques et les Romaines, de même que les Géorgiennes, nourrissaient elles-mêmes leurs enfants, et tous les poètes, tous les historiens, tous les peintres de l'antiquité ont célébré leur beauté.

Il est des femmes et des maris qui redoutent les abcès au sein. Il est vrai que l'allaitement y prédispose, mais il n'est pas dit qu'on y soit voué infailliblement; il est possible, par des précautions et des soins bien entendus, de les éviter le plus souvent et d'en atténuer les effets lorsqu'ils viennent à se développer [2].

(1) Il faut faire comprendre aux femmes qui craignent de perdre leur fraîcheur et leur beauté en allaitant, que leur terreur les rend aveugles, et qu'elles comprennent bien mal l'intérêt de cette beauté, qui, pour elles, a tant de prix; que les fêtes, les veilles prolongées et les fatigues des plaisirs du monde flétrissent leur beauté bien plus que les exigences de l'allaitement maternel.

Ce lait généreux qu'elles ne veulent pas laisser prendre à leur enfant, il faut à tout prix le faire disparaître, et, pour cela, il faut lutter contre la richesse et la force de leur tempérament par des pratiques funestes. La beauté de la jeune mère ne court aucun risque en allaitant; au contraire, elle fleurit, s'épanouit, se dilate sous l'influence d'une sorte d'entraînement de tout l'organisme et rayonne d'un nouvel attrait. De sorte que, si elle ne nourrit pas par devoir, elle doit le faire par intérêt personnel.

(2) Le cancer mammaire est beaucoup plus fréquent chez les femmes

L'objection de la privation des rapports sexuels, pendant toute la période de l'allaitement, n'est pas fondée ; nous avons dit l'opinion de Puzos et des auteurs à ce sujet. Il est des femmes qui ne veulent pas nourrir, de crainte que les cris de leur enfant empêchent leurs maris de dormir ; nous leur répondrons que ce n'est pas un léger trouble dans le sommeil, ni la fatigue de bercer son enfant ou de le porter à sa mère, qui pourrait altérer la santé du mari ; l'accomplissement de ce devoir du père est dans les harmonies naturelles.

Un certain degré de fatigue mortifie les sens et ne peut avoir ici que des effets avantageux. Du reste, ces soins que le père donne à son enfant, le lui font aimer davantage, et l'amour de l'enfant et l'allaitement maternel donnent un attrait au foyer domestique. Chacun apporte sa peine et ses sacrifices en échange de sa part de joie.

Une objection plus sérieuse est celle de l'incompatibilité prétendue qui existerait entre

qui ne nourrissent pas que chez celles qui nourrissent. C'est l'opinion du docteur Brochard, et je la partage complètement.

l'allaitement maternel et la position sociale [1], les professions, etc.

Nous dirons que l'allaitement mixte peut rendre, dans ces circonstances, d'importants services : les marchandes, les ouvrières trouveront dans ce dernier la possibilité de nourrir avec succès leurs enfants.

Nous avons dit qu'il était possible de mettre trois ou quatre heures de distance et plus entre les tétées, à la condition de faire prendre à l'enfant, dans l'intervalle, soit du lait faiblement coupé, soit, dans certain cas, du lait pur.

Il est donc possible à l'ouvrière qui va dans les fabriques, de donner à têter à son enfant, le matin, avant son départ, à midi, et à la sortie de l'atelier.

C'est là l'allaitement mixte, qui, sagement dirigé et pratiqué avec intelligence et des soins assidus, est de beaucoup supérieur à l'allaitement mercenaire.

(1) M. le docteur Anner pense, avec raison, qu'on ne saurait trop encourager la tendance actuelle des dames de nos grandes villes à aller s'installer à la campagne pour leurs couches et à y rester jusqu'à l'époque du sevrage de leur enfant. Outre les avantages que la mère et l'enfant ne peuvent qu'en retirer, dit le rapporteur de la commission des prix (1873) de la Société protectrice de l'Enfance, c'est le plus sûr moyen d'éviter toute lutte entre les devoirs de la maternité et les exigences du monde, lutte dont l'issue est parfois incertaine.

Celle qui n'aurait pas la possibilité, et c'est le plus grand nombre, de confier son enfant à une femme soigneuse, trouverait, dans l'institution des crèches, qui est une grande école d'hygiène et d'allaitement mixte, un auxiliaire qui l'aiderait puissamment dans son œuvre [1].

A ceux qui prétendent que l'allaitement maternel est une cause d'épuisement et de maladies, j'oppose les faits qui suivent, empruntés à ma pratique :

Mères qui ont allaité et n'ont pas eu de maladies.

Fait 33. — Madame D..., 48 ans, femme d'un ferblantier, a eu douze enfants qu'elle a allaités complètement ; santé bonne.

Fait 34. — Madame E..., 70 ans, tempérament sanguin, a eu quatre enfants qu'elle a nourris complètement, malgré sa détresse ; santé bonne.

Fait 35. — Madame F..., femme d'un graveur, type de maigreur, a eu quatre enfants qu'elle a nourris ; allaitement mixte ; santé bonne.

Fait 36. — Madame G..., 33 ans, femme

(1) Avis aux âmes généreuses de tous les centres industriels.

d'un pharmacien de Bordeaux, a eu quatre enfants qu'elle a allaités complètement ; santé bonne.

Fait 37. — Madame H..., tempérament lymphatique-nerveux, mariée à 19 ans, a eu trois enfants qu'elle a allaités complètement de seize à dix-huit mois ; aujourd'hui, quatrième grossesse à huit mois ; santé bonne.

Fait 38. — Madame I..., tempérament lymphatique-sanguin, a eu deux enfants ; allaitement mixte ; santé bonne.

Fait 39. — Madame J..., tempérament lymphatique-sanguin, a eu deux enfants ; allaitement complet ; santé bonne.

Fait 40. — Madame K..., 26 ans, femme d'un mécanicien, tempérament nerveux-sanguin, deux enfants ; allaitement complet ; santé bonne.

Fait 41. — Madame L..., 76 ans, a eu douze enfants qu'elle a tous allaités complètement ; santé bonne.

Fait 42. — Madame M. ., 24 ans, femme d'un négociant, tempérament lymphatique-nerveux, quatre enfants ; allaitement mixte ; santé bonne.

Fait 43. — Madame N..., femme d'un photographe, tempérament nerveux-sanguin, a eu un enfant il y a huit ans ; allaitement complet ; santé bonne.

Fait 44. — Madame O..., 47 ans, a eu un enfant il y a vingt-six ans ; allaitement complet ; santé bonne.

Fait 45. — Madame P..., 35 ans, a eu un enfant il y a dix-sept ans ; allaitement complet ; santé bonne.

Fait 46. — Madame Q..., femme d'un négociant, tempérament lymphatique-sanguin, a eu quatre enfants qu'elle a nourris ; pendant qu'elle allaitait le troisième, sa santé, excellente jusque-là, a faibli (son mari venait de partir pour séjourner dans l'Inde). Allaitement mixte jusqu'à l'époque du sevrage. Cette dame doit aller rejoindre son mari dans un mois ; sa santé s'améliore chaque jour (1874). Santé bonne (1878).

Femmes ayant nourri et ayant eu des maladies de l'utérus.

Fait 47. — Madame R.. , 38 ans, tempérament nerveux-sanguin, a eu un enfant il y a quatorze ans, l'a nourri dix mois. Depuis un an, je suis son médecin : gastro-entéralgie aux époques des règles, congestions utérines passives. Son état s'est amélioré par le traitement (1874). Dysménorrhée et troubles utérins persistant malgré le traitement et la vie active (direction et travail d'une usine importante. 1878).

Fait 48. — Madame S..., 26 ans, femme d'un fondeur en métaux, tempérament lymphatique-nerveux, a eu un enfant il y a huit ans, l'a nourri ; douleurs hypogastriques, antéversion, obligation de porter une ceinture hypogastrique (1873).

Fait 48 *bis*. — Madame T..., 28 ans, femme d'un maître voilier, tempérament lymphatique-nerveux, santé délicate avant son mariage, a eu un enfant il y a trois ans ; allaitement mixte ; amélioration de la santé depuis un an ; santé moins bonne (1874) ; même état (1878).

Fait 49. — Madame U..., 43 ans, première grossesse en 1861 ; accouchement par le forceps, enfant mis en nourrice, neuf jours de repos au lit, le sang la fatiguait, dit-elle ; elle prend des anti-laiteux et des purgatifs. En 1864, deuxième grossesse, avortement à trois mois et demi, se lève aussitôt, pertes de sang pendant deux mois. En 1865, troisième grossesse, accouchement facile ; elle nourrit, parce que la nourrice de son premier enfant, mort de dyssenterie à deux ans et demi, l'avait fait prématurément manger (elle avait vu des pois entiers dans ses selles). Pendant l'allaitement, Madame U... se porte très bien. En février 1870, troubles utérins, dysurie, etc... Je deviens son médecin ; métrorrhagies de temps à autre ; je diagnostique un corps fibreux de l'utérus. En 1874, il existe entre les lèvres du col une tumeur de la grosseur d'une tête de fœtus à terme, adhérente par une large base [1], et constatée par mon regretté confrère le Docteur L...

Une dernière objection, plus spécieuse que fondée, contre l'allaitement maternel, est faite dans certains cas où l'enfant naît soit avec un vice de conformation, soit dans un état de faiblesse qui doit nécessairement, et à bref délai, entraîner la mort.

A ceux qui proscrivent, dans ces circonstances, l'allaitement par la mère, j'oppose le fait suivant :

Fait 50. — Madame X..., femme d'un ren-

(1) Il faut remarquer dans le fait 49, que l'allaitement maternel n'a eu lieu qu'après la troisième grossesse et des accidents antérieurs. Du reste, les exceptions ne viennent que confirmer la règle, on peut même dire la loi.

tier, mère pour la deuxième fois, met au monde un enfant atteint de *spina bifida* [1]. La tumeur rompue par le travail, l'enfant devait mourir à courte échéance. Fallait-il, comme le voulait un professeur d'accouchement consultant, ne pas donner le sein à l'enfant, dans le but de ménager la sensibilité de la mère, ou suivre la voie naturelle, comme je le conseillais ?

Ce dernier avis ayant prévalu, l'enfant fut mis au sein ; il ne put, il est vrai, y puiser de nouveaux éléments de vie, mais la mère y trouva ce double avantage, d'être préservée de la fièvre de lait et de toute maladie puerpérale, et surtout de s'habituer peu à peu à voir décliner son enfant, et enfin à le voir mourir.

Ainsi que l'a dit le poète :

« La chose simplement, d'elle-même arriva,
» Comme la nuit se fait, lorsque le jour s'en va. »

Madame X... manifeste encore, après plusieurs années, la consolation qu'elle éprouve d'avoir, jusqu'au dernier moment, accompli son devoir de mère et disputé son enfant à la mort.

(1) Ou hydrorachis, scissure plus ou moins étendue du canal vertébral, recouverte par la peau et formant une ou deux tumeurs distinctes.

C'est ce qui arrive presque toujours, lorsqu'on écoute et qu'on suit les harmonies de la nature !

Nourrissez donc, ô mères, nourrissez vos enfants ! C'est presque toujours un des moyens les plus sûrs de conserver la vie à ces chers petits êtres qui vous la doivent ; c'est, en même temps, une garantie pour votre propre existence, qui est liée à celle de votre enfant, comme celle de votre enfant est liée à la vôtre.

Ainsi l'a voulu la Providence qui a attaché à l'accomplissement de la plupart de nos devoirs un résultat heureux pour le corps et un privilége pour l'âme.

---

§ II

Mobiles qui mettent en jeu l'amour maternel (1).

Parmi les moyens de généraliser l'allaitement par la mère, les considérations tirées de l'amour maternel occupent un rang élevé.

L'enfant, c'est l'espérance de la famille ; il faut qu'il vive ; il ne peut vivre que de lait : la

(1) Il y aurait tout un chapitre à faire sur les mobiles tirés de la conscience.

mère en a. Pourquoi ne le donnerait-elle pas à son enfant? Mais, dira-t-on, on peut lui donner une autre nourrice. Et croit-on que l'enfant puisse prendre indifféremment tel ou tel lait? N'est-il pas plus conforme au vœu de la nature qu'il puise sa nourriture dans le sein maternel? Le premier lait de sa mère, tout en subvenant à ses premiers besoins, le purgerait du méconium. Si la mère vient à le priver de son lait, cette expulsion se fait difficilement ou n'a pas lieu, et l'enfant souffre; donc, en n'allaitant pas, la mère est cause de la première douleur de son enfant; et puis, quel lait lui donnerait une nourrice étrangère? La plupart du temps, un lait déjà vieux, qui peut avoir sur la santé de l'enfant des effets nuisibles [1]. Enfin, la

(1) Quelle est cette femme qui va, pour de l'argent et par métier, donner à l'enfant la première nourriture que sa mère lui refuse? Cette femme paraît saine, mais elle peut avoir un sang corrompu et transmettre des maladies? Puis, quels sont ses sentiments, ses habitudes, ses instincts, ses mœurs? Quel est son passé! Quel est son cœur enfin? S'il était vicieux, le cœur de cette femme, dont la maternité est une honte, souvent une spéculation!

Le rôle de la nourrice est important, soit au point de vue de la santé physique, soit au point de vue de la santé morale. Le proverbe ne dit-il pas : « C'est une passion qu'il a sucée avec le lait de sa nourrice! »

Que la mère aime assez son enfant pour lui faire, pendant quelques jours, le sacrifice de ses loisirs, de son repos, de son sommeil même, mais surtout le sacrifice de ses plaisirs; le véritable bonheur qu'elle mère qui confie son enfant à une nourrice mercenaire est-elle sûre qu'il sera bien gardé, qu'on ne le lui changera pas? Les exemples de *substitution* sont nombreux. Voilà des considérations qui doivent être puissantes sur le cœur d'une mère; mais, en supposant qu'il n'en soit pas ainsi, la mère peut-elle compter sur la fidélité d'une nourrice mercenaire qui prive elle-même son enfant de son lait pour en trafiquer?

Non, évidemment non. La nourrice cherchera, autant que possible, à se ménager, et, pour cela, elle substituera à son lait une nourriture qui ne sera pas en harmonie avec l'âge et les besoins de l'enfant qui lui aura été confié, au risque de compromettre la santé et la vie de ce dernier. Toute à ses occupations domestiques ou à la cul-

éprouvera, elle voudra l'éprouver encore, et continuera d'allaiter son enfant.

Car si les apparences de la nourrice ont été trompeuses ou qu'elle se conduise mal pendant l'allaitement, quelque maladie cachée viendra vicier son sang et corrompre son lait.

Et cette femme qui vient s'asseoir au foyer domestique et recevoir les premières caresses de l'enfant que sa mère abandonne, ne le laissera-t-elle pas manquer de bien des soins? Cette étrangère, souvent cette ennemie, aura-t-elle l'intelligence de tous ses besoins? Non; les regards expressifs de l'enfant ne seront pas compris et ses appels douloureux ne seront pas entendus.

(Réflexions puisées dans l'excellent ouvrage sur l'Education de la première enfance, par M. Henri Nadault de Buffon, Paris 1862, Régis, Buffet et Cᵉ).

ture de son champ, au lieu de lui faire prendre l'air, elle le laissera dans son berceau ou l'abandonnera à de vieilles femmes ou à des enfants qui n'en prendront aucun soin. Elever un et même plusieurs nourrissons est, pour la nourrice, une industrie, un commerce ; l'enfant n'a de valeur que lorsqu'il rapporte beaucoup ; pour des soins intelligents et dévoués, en général, il n'y faut pas compter ; aussi, les maladies des nourrissons sont-elles fréquentes et leur mortalité énorme (1).

« Un grand nombre de ces enfants, dit le doc-
» teur Brochard, succombent faute de soins, de
» nourriture, meurent brûlés ou victimes des plus
» cruels accidents, et si la vérification des décès
» était appliquée à toutes les communes de
» France, on serait surpris du nombre de nour-
» rissons que l'on trouverait tous les ans, brûlés,
» morts de faim, étouffés ou morts à la suite de
» chutes, quelquefois même mutilés par des ani-
» maux immondes (2). »

(1) Notre vénéré cardinal Donnet, archevêque de Bordeaux, a été un des premiers à jeter le cri d'alarme sur la mortalité excessive des enfants trouvés ; sa lettre au Préfet de la Gironde, en date du 7 mars 1863, et plusieurs de ses discours au Sénat en font preuve.

(2) Docteur Brochard. — Allaitement maternel, page 49.

La plupart du temps, ces nourrices mercenaires alimentent les enfants au biberon, et si cette manière d'élever les enfants peut réussir, malgré ses difficultés, lorsqu'elle est pratiquée par des femmes expérimentées et des mères soigneuses, elle devient, entre les mains de ces nourrices étrangères, une cause épouvantable de mortalité.

Si quelques chiffres étaient nécessaires pour le démontrer aux jeunes mères, nous dirions qu'en 1865 « le Calvados a vu naître 9,611 enfants ; sur ce chiffre, 6,407 ont été élevés au sein et ont donné une mortalité de 11 p. 100 ; 3,204 ont été élevés au biberon et ont donné une mortalité de 31 p. 100 (1). »

Nous trouverions encore une preuve de cette mortalité dans le relevé de la mortalité chez les enfants assistés du Bas-Rhin, qui sont tous élevés au biberon. D'après M. Spitz, chef du service, cette mortalité, pour la première année seulement, est de 43 p. 100 ; voilà ce qu'il faut que les mères sachent bien. Après cela, pourra-t-on en trouver qui voudront confier leurs enfants à des nourrices mercenaires, courir le risque de

(1) Communicat. Denis Dumont de Caen.

compromettre la santé ou la vie de leurs enfants et s'exposer, pour l'avenir, aux reproches les plus mérités [1].

Donc, il faut que les mères nourrissent leurs enfants, et elles en auront les premières caresses et elles en seront plus aimées, en même temps qu'elles développeront leur intelligence et faciliteront leur première éducation ; elles doivent nourrir et elles le peuvent, en le faisant d'une manière raisonnable et intelligente.

Les trois premiers mois de la vie constituent, pour le nouveau-né, l'époque la plus périlleuse. Or, presque toutes les femmes, à l'exception de celles, bien rares, que le médecin jugera incapables de nourrir, peuvent le faire, pendant ce temps, sans fatigue, si elles suivent une hygiène convenable et si elles veulent ne donner le sein qu'à des intervalles parfaitement réglés.

« Tout le secret d'une nourriture inoffensive est là. » (Dr Brochard.)

(1) Que la mère réfléchisse que si son enfant ne meurt pas en nourrice, c'est, au retour, un petit étranger qui ne la connaît pas et que, plus tard, elle n'aura pas la même influence, la même autorité sur l'enfant qu'elle aura tenu éloigné de son cœur.

CHAPITRE II

Moyens qui s'adressent à la Société.

Je n'ai pas à démontrer qu'il y a un intérêt social à ce que la mère allaite son enfant. L'allaitement maternel, au point de vue de la société, a déjà été l'objet de travaux importants ; il a été démontré que l'allaitement mercenaire exerce sur la société une influence physique et morale déplorable ; qu'il est tout à la fois une cause de mortalité pour les nourrissons et pour les enfants des nourrices, une cause d'épuisement et de phthisie chez les nourrices qui en font une industrie.

Il a été prouvé, par des observations incontestables, que l'allaitement mercenaire amène la dégénération de la race, dans certaines contrées de la France ; qu'il brise les liens de la famille, démoralise les campagnes, multiplie et facilite les infanticides, et que l'industrie des nourrices est une cause de dépopulation pour quelques départements ; que l'allaitement mercenaire est aussi une cause de dépopulation pour notre pays. Je ne dois m'occuper ici que des moyens que la société doit employer pour généraliser l'allaitement maternel.

---

§ I.

Elever le niveau moral et religieux.

Il faut, avant tout, élever le niveau moral et religieux des populations, non-seulement par l'enseignement, mais aussi par l'exemple. Il faut que les représentants du pouvoir, et tous ceux à qui cette mission incombe, s'attachent à faire comprendre aux hommes le but de leur existence. Dès que l'homme ne mettra plus dans cette vie toutes ses espérances, il sera plus assidu à remplir ses devoirs ; il ne fera plus consister tout son bonheur dans les plaisirs matériels, et au lieu d'être uniquement à la recherche de la fortune, il se contentera de se créer une position convenable par le travail, l'ordre et l'économie ; son ambition sera surtout de bien élever ses enfants, de former des hommes et de faire de ses filles de bonnes mères de famille.

---

§ II.

Réformes dans l'éducation. — Gymnastique obligatoire.

Il est de la plus haute importance de sortir du système vicieux de l'éducation moderne. En général, on développe l'intelligence des enfants aux dépens de leurs corps, et cela, parce que l'on veut donner aux enfants des positions trop élevées et les faire *arriver* trop vite. Il faut désormais s'occuper davantage du développement physique de l'enfance, laisser croître le corps en liberté, sans cependant négliger la culture intellectuelle. Par des travaux classiques exagérés, le système musculaire s'atrophie, le sang perd en quantité et en qualité (anémie, aglobulie) ; le système nerveux prédomine, toutes les fonctions languissent, et l'ensemble de l'organisme s'affaiblit.[1] Il est de toute nécessité de favoriser, chez les enfants et chez les jeunes gens, le développement du système musculaire ; c'est le seul moyen d'avoir bientôt une génération forte et vigoureuse. Les moyens par excellence sont les exercices du corps, la gymnastique.

Il faut que, désormais, la gymnastique entre, d'une manière obligatoire, dans l'éducation des jeunes filles, dans toutes les classes de la société,

(1) De l'air pur, de la lumière, des exercices réguliers, l'application de toutes les règles de l'hygiène. Eviter l'abus des pâtisseries et sucreries, dont on nourrit presque exclusivement certains enfants, ce qui leur fait perdre l'appétit, altère les fonctions digestives, amène la dyspepsie, la gastralgie, dite des enfants gâtés, et ruine la santé des enfants comme celle des jeunes mères. — Hygiène des vêtements. — Eviter les vêtements et les corsets trop serrés, etc.

qu'il ne soit délivré *aucun certificat d'études ou diplôme* qui ne mentionne, d'une manière spéciale, des exercices gymnastiques longtemps continués sous la direction de maîtres habiles.

Il faut que toutes les jeunes filles se livrent en même temps aux autres exercices corporels, qu'elles fassent leur lit, soit dans la famille, soit dans la pension, raccommodent le linge, s'occupent de travaux domestiques, visitent les pauvres, les crêches ; ce sera un utile délassement aux fatigues intellectuelles, un excellent moyen d'accroître leurs forces musculaires, de développer les bons sentiments de leur cœur, et de leur apprendre les devoirs et les soins maternels.

C'est ainsi, et en évitant les unions contractées avant l'âge, que nous pourrons obtenir des mères de famille capables d'allaiter leurs enfants.

---

§ III.

Réformes dans l'instruction publique.

Il serait utile que l'Instruction publique introduisît dans les ouvrages d'histoire naturelle destinés à la jeunesse des écoles, certaines notions relatives à la question de l'allaitement maternel.

On pourrait, sans entrer dans des détails qui ne conviendraient pas aux élèves, leur faire apprécier, par exemple, les dévouements, les soins incomparables de la plupart des animaux pour leur progéniture. Qui, en effet, a lu sans émotion, les prodiges d'amour maternel de la cane eider et de l'hirondelle pour leurs petits?

C'est ainsi qu'on peut faire pénétrer de bonne heure dans l'esprit et le cœur des populations cet amour maternel qui est une des bases de la société.

J'ai dit que l'instruction des médecins en général, et surtout celle des sages-femmes, laissait beaucoup à désirer, au point de vue de l'allaitement maternel, et que les causes tenaient :

1° Au défaut d'esprit d'observation et d'instruction pratique ;

2° Aux doctrines erronées qui règnent depuis trop longtemps dans la science.

Le défaut d'instruction pratique est un fait que tous les esprits doivent constater, et ce n'est pas une des moindres causes de nos malheurs. En France, l'instruction théorique est répandue à flots, mais la théorie qui n'est pas mise en action sert de peu.

Ainsi, pour l'agriculture, ce ne sont ni les livres, ni les professeurs qui manquent ; ce sont les exercices pratiques.

Dans nos Facultés, dans nos Ecoles de médecine et d'accouchement, ce ne sont ni les livres, ni les professeurs qui manquent non plus, c'est l'instruction pratique ; la science est livrée aux théoriciens. Les hautes positions professorales sont presque exclusivement occupées par des savants ; les praticiens y figurent peu, et cela parce que le concours est la seule voie pour y arriver, et que le concours, tel qu'il est institué, ne met en relief que certaines qualités des candidats, d'où il suit que l'instruction clinique reste presque entièrement aux mains des savants, et presque jamais des praticiens, des artistes de la profession ; aussi le défaut d'instruction pratique est flagrant. Comment voulez-vous que des savants ou des théoriciens purs puissent former des élèves à la pratique de l'art médical et des accouchements en particulier ? Où voulez-vous que les élèves apprennent cet art de soigner les malades, les femmes en couches et les enfants ? Sera-ce, par exemple, aux leçons théoriques de la plupart des professeurs de notre temps ? Non. Je sais bien qu'il existe des exceptions, mais elles sont rares, et l'on peut dire que s'il y a beaucoup d'élèves, il y a très peu de maîtres de l'art.

Dans les beaux-arts, indépendamment des Ecoles, il y a des ateliers où les élèves, sous la direction d'un maître, sont initiés à la pratique de la sculpture, de la peinture, etc. Là, l'élève apprend ces mille moyens qui constituent l'art. Dans l'art de guérir, pareille facilité n'existe pas pour l'élève, aussi reste-t-il longtemps à l'état de théoricien. Il faut que chacun devienne praticien avec le temps, aux dépens des malades et à ses frais. Heureux les jeunes médecins qui, dans l'océan de la clientèle, ont le bonheur de rencontrer, à leur début, de bienveillants confrères qui veulent bien leur servir de pilote.

La même lacune existe dans l'enseignement des sages-femmes. Je n'en veux citer qu'un exemple. Je me suis assez souvent trouvé auprès de femmes en couches avec une de ces dames occupant une position élevée dans la hiérarchie des sages-femmes, puisqu'elle était professeur.

C'était une femme savante ; sa pratique était celle de beaucoup de médecins savants, uniquement savants. Dans les soins qu'elle donnait aux femmes, elle faisait de cette médecine qui se met toujours en règle et que l'on peut appeler la médecine qui a toujours raison... même du malade. Dès l'accouchement fini, c'était la diète, la tisane, les soins minutieux, etc...; elle laissait passer trois ou quatre jours à la mère sans lui faire donner le sein à l'enfant. Et quand j'étais mandé auprès de ses malades, je trouvais toujours des seins engorgés outre mesure, des mamelons effacés ; il était alors très difficile ou presque impossible de faire allaiter. Quand je voulais changer cette manière de faire, elle m'opposait, au nom de la science, les objections les moins pratiques. En vain, je voulais faire comprendre à cette théoricienne obstinée que le meilleur moyen d'éviter ces engorgements mammaires et toutes leurs conséquences était de donner le sein quelques heures après l'accouchement, et de suivre les indications naturelles ; c'était toujours la science des livres qui venait se mettre en travers de mes prescriptions ; aussi, les accidents, les maladies puerpérales ne lui manquaient pas : on eût dit qu'elle avait le génie de les créer.

Le portrait de cette matrone est celui de beaucoup d'autres et de trop de professeurs modernes. Comment des élèves praticiens sortiraient-ils de pareille école ?

Certes, en fait de professorat, je suis partisan du concours et non du favoritisme ; mais il faut bien reconnaître que le concours, tel qu'il est pratiqué de nos jours, a un inconvénient bien sérieux, celui d'éloigner beaucoup de sujets qui ne possèdent pas les qualités brillantes du concours et qui n'en sont pas moins d'excellents praticiens, tout en possédant la science requise. Il y aurait lieu, ce me semble, de multiplier les exercices pratiques et cliniques, avec démonstration orale, et ces derniers devraient être, par rapport aux épreuves théoriques, dans la proportion de 4 à 1.

Tout en maintenant le concours, on pourrait le modifier, le perfectionner dans ce sens. On devrait aussi y tenir compte du stage des candidats dans les hôpitaux, de leurs titres scientifiques ainsi que de leurs qualités morales, de même que je l'ai dit dans une de ces occasions où j'avais l'honneur d'être juge. « Il ne suffit pas » que le candidat ait déposé au secrétariat de la » Commission des Hospices un certificat de bonne

» vie et mœurs délivré par le commissaire de po-
» lice de son quartier, pour se tenir satisfait, on
» doit examiner les choses de plus près ; il s'agit
» de nommer des médecins, des accoucheurs pour
» tel ou tel hôpital. Ces candidats peuvent deve-
» nir professeurs, donc le résultat du vote est
» très-important ; l'orateur a été défini : *vir*
» *probus dicendi peritus ;* les candidats profes-
» seurs doivent posséder toutes ces qualités. Si
» l'on nomme des sujets qui, malgré leurs bril-
» lantes épreuves, ne présentent pas, par leur
» passé et leur présent, des garanties de haute
» moralité indispensables à tous les médecins, et
» surtout aux médecins qui doivent occuper de
» hautes positions officielles dans le professorat,
» c'est toute une génération d'élèves, de méde-
» cins, de sages-femmes et de malades qui en
» seront les victimes. »

C'est ainsi que, par l'abus du concours, certains sujets, n'ayant que des qualités brillantes, sont, presque exclusivement, arrivés aux positions professorales élevées, au grand détriment de la société, des malades et des élèves.

La composition du jury de concours pour une place de chirurgien, de médecin, de professeur d'accouchements des Facultés, et des Écoles départementales d'accouchements, doit être l'objet de réformes urgentes. On devrait surtout y faire figurer un plus grand nombre de praticiens; puis, le mode de votation actuellement en vigueur est défectueux à plusieurs points de vue.

La discussion du nombre de points proposés pour les candidats à chaque épreuve, transforme un concours de candidats en un concours de juges, ce qui n'est pas sans danger, le juge le plus éloquent ou le plus... influent pouvant décider du vote.

Le vote à bulletin ouvert présente encore des inconvénients sérieux; pour être réellement indépendant, le vote doit être secret.

Loin de nous la pensée de vouloir porter atteinte à l'honorabilité du professorat médical; il compte des hommes qui ont fait et feront l'honneur de cette corporation. Je vois un mal, et je désirerais y porter un remède s'adressant à l'une des causes les plus puissantes de ce mal. Il est incontestable que le mode de recrutement du personnel professoral présente des abus, et que le mode de votation, qui est encore en vigueur de nos jours, a peuplé souvent les Facultés et les

Écoles de beaucoup de gens très-instruits, très-brillants sans doute, mais qui, sous le rapport de la pratique, comme de la moralité, laissaient beaucoup à désirer.

Des professeurs peu scrupuleux ne peuvent produire qu'une génération de médecins et de sages-femmes peu développée au point de vue du sens moral et d'un noble exercice professionnel.

Que mon langage ne soit taxé ni d'exagération, ni d'orgueil ; un ex-ministre de l'Instruction publique a exprimé la même manière de voir, quand il a dit, dans une grande ville de province, devant un auditoire de plus de quatre mille personnes : « La France a soif d'honnêteté. »

Or, pour généraliser la pratique honnête, il faut propager les doctrines honnêtes, qui ne demandent, pour être admises, étant les seules vraies, que de la sincérité et de la bonne foi.

---

§ IV.

Il faut combattre les doctrines erronées sur l'allaitement maternel.

La plupart des doctrines qui règnent sur l'allaitement maternel étant erronées, il faut les combattre avec courage et persévérance, et, la vraie doctrine étant remise en honneur, la pratique ne pourra que généraliser l'allaitement maternel, au grand profit de la mère, de l'enfant et de la société.

Pour cela, il faudrait provoquer, sur ces questions, le même mouvement scientifique dans les Académies, les Sociétés de médecine, les Congrès scientifiques, les Facultés et les Écoles. Bientôt, tous les praticiens, toutes les sages-femmes auraient acquis beaucoup dans l'art de favoriser la lactation et connaîtraient mieux les avantages de l'allaitement mixte comme moyen de favoriser l'allaitement maternel dans toutes les classes de la société, et surtout dans la classe ouvrière.

---

§ V.

Il faut améliorer la position des médecins.

Le médecin ne doit pas compter sur l'État pour améliorer sa position, mais sur lui-même. C'est par l'association qu'il pourra arriver à ce résultat, par les Associations médicales, les Syndicats, etc. De son côté, l'État doit tout faire pour que le médecin ne soit plus l'éternel exploité de toutes les administrations. Il est juste qu'il mette les honoraires des fonctions médicales publiques au niveau des besoins du temps, *qu'il sache bien qu'une société où le médecin est malheureux est une société en péril* (1).

La régénération de la France ne peut se faire que par la régénération de la commune ; or, il y a dans la commune trois hommes qui ont une mission importante : le Prêtre, qui s'occupe de l'âme ; le Médecin, du corps ; l'Instituteur, de l'intelligence. Pour arriver au but proposé, il faut qu'ils soient unis et à l'abri du besoin. Ainsi sera relevée leur influence sur les populations, tant au point de vue de l'allaitement maternel, que des autres questions qui intéressent la société (2).

Les médecins doivent s'associer entre eux : l'isolement tue, l'association vivifie. L'Association des Médecins de France a déjà produit d'heureux résultats, sous le rapport de l'amélioration physique et morale de la profession médicale. Il suffit de jeter un coup d'œil sur les

(1) 95 docteurs en médecine ou officiers de santé ont été pris dans le mouvement insurrectionnel de la Commune.

(2) Nous faisons des vœux pour que l'administration des hospices de Bordeaux rétablisse, en l'élevant au niveau du temps, comme cela s'est fait à Lyon et dans d'autres villes, l'indemnité attribuée, de temps immémorial, aux chefs de services, aumôniers, internes, etc.

compte-rendus, soit de l'Association générale, soit des sociétés qui lui sont agrégées, pour se convaincre que cette institution a déjà fait beaucoup de bien et empêché beaucoup de mal. Déjà, il a été question, dans certaines sociétés locales, d'organiser le prêt d'honneur, pour venir au secours de besoins temporaires, et la question de pensions viagères d'assistance est aujourd'hui à l'étude (1874). Nous sommes pleins d'espoir dans l'avenir et dans les fruits que l'Association produira pour l'amélioration physique et morale du corps médical.

---

§ VI.

Des Associations et des Sociétés de Secours Mutuels de sages-femmes comme moyen d'élever le niveau physique, intellectuel moral de la sage-femme, et comme moyen de généraliser l'allaitement maternel.

Il n'est pas besoin d'insister longuement pour démontrer les avantages que pourraient également retirer les sages-femmes du principe de l'association.

La sage-femme pourrait y trouver le moyen d'augmenter son instruction, son bien-être et sa moralité. Nous avons dit quelle était la position de cette dernière dans la société; nous l'avons fait voir, isolée, sans lien; nous avons dit combien son existence était précaire. Il serait donc nécessaire de favoriser la formation de groupes, de sociétés de sages-femmes, soit dans le but d'échanger leurs idées, de puiser de nouveaux éléments d'instruction, soit pour se garantir, par l'association, contre les besoins du présent et ceux de l'avenir. La création de sociétés de prévoyance et de mutualité entre les sages-femmes ne saurait trop fixer l'attention. Nous croyons que cette idée, qui nous est personnelle, et que nous serions heureux de voir réalisée, pourrait être féconde en résultats (1).

Le jour où l'on aura fait un certain chemin dans cette voie, on aura beaucoup fait pour généraliser l'allaitement maternel, la sage-femme sera plus instruite, moins besogneuse et, partant, plus indépendante pour exercer son noble ministère.

Il faut s'enquérir du nombre de sages-femmes existant dans chaque département, de leur situa-

(1) Il y a en province des membres faisant partie de sociétés dont le centre est à Paris ou ailleurs (typographes, bronziers, etc.). La constatation de la maladie n'a besoin que d'un médecin. Du reste, ces associations pourraient d'abord n'être que départementales.

tion, de leurs moyens d'existence, etc.; il faut s'occuper d'elles, qu'elles ne soient pas désormais livrées exclusivement à l'isolement, aux fatigues, à l'ingratitude et à la misère. *Il est juste que les accouchements des femmes pauvres soient payés par la commune*, etc.

Il faut provoquer la réunion de sociétés de secours mutuels de sages-femmes, analogues à celles des médecins, avec des membres honoraires, des membres participants et des caisses de retraite. Dès que la sage-femme sera reçue, il faut que son annexion soit obligatoire, qu'elle devienne sociétaire et qu'il n'y ait réellement que les indignes qui en soient exclues.

Dans ces grandes réunions, on pourra perfectionner leur instruction pratique, sur les questions qui se rattachent à l'allaitement maternel; les exciter à le propager, en les encourageant par des récompenses, comme on le fait pour la vaccine. Alors, la sage-femme n'étant plus obligée, pour vivre, de se faire *courtière de nourrices*, etc., sera dans les campagnes et dans les villes un auxiliaire puissant de généralisation de l'allaitement maternel, au lieu d'être un obstacle.

Ces sociétés de secours mutuels de sages-femmes devraient, pour amener les résultats que nous proposons, *être dirigées par les Sociétés Protectrices de l'Enfance*, et avoir dans leur administration des professeurs honoraires ou titulaires des Écoles départementales d'accouchement, des médecins, des magistrats, des membres des Sociétés de charité maternelle, des Bureaux de bienfaisance, etc.

---

§ VII.

Il faut instruire la jeune mère.

Ainsi que je l'ai dit, une des causes qui s'opposent le plus à la généralisation de l'allaitement maternel, c'est l'ignorance des jeunes mères. Instruire la jeune mère sur tout ce qui a trait à l'allaitement est donc un moyen de généraliser l'allaitement maternel. Il faut qu'elle connaisse les règles d'après lesquelles elle pourra, avec succès, nourrir son enfant. Il faut lui apprendre les écueils qu'elle devra éviter sur ce chemin et les ressources qu'elle pourra trouver pour suppléer à la quantité et à la qualité de son lait dans l'allaitement mixte et dans l'allaitement artificiel. Il faut que les petits manuels destinés à l'instruire insistent d'une manière toute spéciale sur l'influence de l'allaitement maternel, sur la santé et la constitution de la mère, dans les diverses conditions où elle peut se trouver, ainsi que sur la santé et la constitution de l'enfant.

Il faut que les jeunes mères sachent que le retour des règles, de légères indispositions peuvent faire varier le lait et déranger leur enfant, mais que tout cela peut n'être que temporaire, et qu'après quelques jours de soins convenables, tout peut rentrer dans l'ordre.

Il en est de même des maladies, en général, qui peuvent diminuer ou supprimer la sécrétion lactée. Le professeur Trousseau a démontré, par de nombreux exemples, que la lactation peut se rétablir après plusieurs jours et même après plusieurs mois ; je pourrais citer plusieurs cas de ce genre dans lesquels la succion a bientôt rétabli la fonction.

Plus instruite, la mère sera désormais plus persévérante et ne cessera pas de nourrir par découragement, comme cela se voit tous les jours ; elle devra savoir que les émotions morales ont une influence notable sur le lait ; que l'enfant peut en être dérangé plus ou moins et qu'elle ne doit ni cesser l'allaitement ni le modifier sans consulter le médecin.

Ces instructions populaires dont je viens de parler devront donner les règles et soins de l'allaitement normal ; elles devront insister sur les intervalles que l'on doit mettre entre les tétées, pour ne pas attribuer les maladies et les convulsions de l'enfant à des influences mystérieuses, alors que ces accidents ne proviennent que de troubles digestifs, causés par une surcharge de l'estomac ou l'action d'un lait altéré. (Voir les faits de M. le docteur Bergeron, consignés dans l'article *Allaitement*, du docteur Jacquemier. *Dictionnaire encyclopédique des Sciences médicales*, VIII.)

Les intervalles entre les tétées doivent être observés avec soin pour que le lait ait le temps d'être élaboré par la glande mammaire. Sans cela, l'enfant ne puise dans le sein maternel qu'un mauvais lait, un lait indigeste qui lui est nuisible, et la mère s'épuise et altère sa santé.

Crier est pour l'enfant une des manifestations de son existence ; il ne faut donc pas que la mère se figure que les cris de l'enfant sont toujours l'expression du besoin de nourriture.

Si elle dépasse la règle indiquée, en donnant plus souvent le sein, le lait n'étant pas bon, l'enfant souffre, jette de nouveaux cris qu'elle cherche à apaiser par le même moyen, et il arrive que, sans s'en douter, elle cause à son enfant une indigestion continue. L'intervalle le plus naturel est celui que donne le repos, aussi indispensable à la mère pour réparer ses forces et refaire son lait, qu'à l'enfant pour bien digérer et s'assimiler sa nourriture.

Pour atteindre ce but, dès que l'enfant a tété, il doit être placé dans son berceau. On facilitera ainsi le sommeil ; on évitera que le nouveau-né soit toujours sur les bras de sa mère, ce qui est une cause de fatigue, et, par suite, de maladie pour elle et pour son enfant.

Comme règle d'allaitement maternel, pendant les trois premiers mois, rien que le lait de la mère, car l'enfant doit téter et non manger, et il est si faible au début de la vie, qu'il lui faut peu de nourriture ; celle du sein maternel lui suffit, et est presque toujours la meilleure qui puisse lui être donnée.

Après cela, allaitement mixte (un peu de lait de vache ou de chèvre) ; mais, enfin, pendant les cinq premiers mois, régime exclusivement lacté. A partir de ce moment, quelques bouillies ou fécules peuvent être données à l'enfant. Vers le onzième ou douzième mois, d'après l'avis du médecin, suivant les circonstances qu'il appréciera (l'évolution des dents, la saison, etc.), le sevrage deviendra progressif, et, par cela même, insensible.

Comme on le voit, cet allaitement mixte rendra possible et même facile, à la plupart des femmes, l'allaitement maternel.

Le régime de la mère devra être l'objet de préceptes particuliers ; « Beaucoup de femmes, » dit J. Béclard, s'imaginent que leur principal » soin doit être de beaucoup manger, et elles se » flattent ainsi d'augmenter la quantité de leur » lait. Mais il arrive souvent qu'elles surchar- » gent leur estomac d'une trop grande quantité » d'aliments, les fonctions digestives se déran- » gent, et elles arrivent à un résultat tout opposé » à celui qu'elles se proposent [1]. »

(1) Béclard. — Traité élémentaire de physiologie, chap. VIII, page 1061.

La jeune mère doit apporter toute son attention à surveiller les effets de son lait sur la santé de son enfant. J'ai habitude de faire prendre par les mères des observations journalières sur ce point, le nombre des tétées y est indiqué, ainsi que les modifications de l'allaitement, le nombre des selles, leur couleur, leur consistance, l'état général de l'enfant, etc... Je n'ai eu qu'à me louer de ce moyen et des bons résultats de ces petits *tableaux hebdomadaires*, qui fixent l'attention des mères et leur donnent bientôt une certaine expérience du mode d'allaitement qui convient le mieux à leur enfant. Il faut apprendre à la jeune mère à reconnaître les effets de l'alimentation insuffisante, afin qu'elle puisse avoir recours au médecin, qui lui prescrira, dans ces circonstances, l'allaitement mixte ou l'allaitement artificiel. Il faut que la mère, et surtout la femme pauvre, connaisse l'avantage et le secours qu'elle peut trouver, pour elle et son enfant, dans l'allaitement mixte, méthodiquement appliqué.

CHAPITRE III

Des Sociétés protectrices de l'enfance au point de vue de la généralisation de l'allaitement maternel.

De même que nous avons dit que le médecin ne doit pas compter sur l'Etat, mais sur lui-même, de même nous pensons que, pour réaliser la plupart des moyens de généralisation de l'allaitement maternel, il faut encore plus compter sur l'initiative privée et sur les Sociétés protectrices de l'enfance que sur l'Etat. Elles sont appelées à devenir le centre ou l'intermédiaire du plus grand nombre des réformes que nous avons indiquées. L'Etat ne peut les accomplir seul, il leur appartient de lui venir en aide, et, dans bien des circonstances, de prendre elles-mêmes l'initiative [1]

(1) Ceci était écrit en 1873. Le 23 mars 1876 nous disions dans le compte-rendu de la Société Protectrice de l'Enfance de la Gironde, dont nous étions secrétaire-général :

Bien que l'institution de la Société protectrice de l'Enfance soit récente parmi nous, nous ne craignons pas d'avancer que déjà elle a fait sentir une heureuse et salutaire influence. Il semble qu'elle ait excité comme une sorte de mouvement, d'agitation pour l'enfance et tout ce qui s'y rattache. L'allaitement maternel a repris faveur et beaucoup de jeunes mères tiennent à honneur d'allaiter elles-mêmes leurs enfants.

Ces résultats déjà bien encourageants, nous les devons en partie à notre Société, aux doctrines qu'elle préconise ; ils ne feront que progresser encore par l'organisation de Sociétés protectrices de l'Enfance dans toutes les principales villes, et l'application de la loi récemment votée. Celle-ci ne diminuera pas notre rôle. Les Comités départementaux ont fait une place dans leur sein aux Membres des Sociétés pro-

Mais il faut aussi qu'elles aient des ressources suffisantes qui leur permettent de provoquer et de réaliser par elles-mêmes les moyens de généralisation dont nous avons parlé [1]. En résumé, appel de réformes dans l'enseignement, création de Sociétés de secours mutuels de sages-femmes, distribution de récompenses, instruction répandue à flots, dans les villes et les campagnes, sur la question qui nous occupe, distribution aux jeunes mères de petits manuels populaires, de *tracts* où seraient indiqués les avantages de l'allaitement maternel, les règles de l'allaitement en général, et les avantages de l'allaitement mixte comme

tectrices de l'Enfance. L'avenir seul saura dire quelle sera, dans ces Comités, la part de travail et d'influence de la Société ; mais elle aura toujours, soit dans ces Comités, soit en dehors d'eux, une belle mission à remplir, qui se résume dans ces mots inscrits en tête des Statuts des Sociétés protectrices de l'Enfance : « Encourager, propager, faciliter l'allaitement maternel. » (Bulletin de la Société protectrice de l'Enfance de la Gironde 1876, page 25).

Notre manière de voir n'a pas changé. Plus que jamais nous croyons que la loi Roussel ne sera appliquée avec succès que tout autant que *l'action administrative sera étroitement unie à l'initiative privée, (la Société protectrice de l'Enfance est une des formes de l'initiative privée)*, dans les comités de patronage, qui, aux termes de la loi, doivent être établis dans toutes les communes. *Et que les Sociétés protectrices de l'Enfance elles-mêmes, libres de toute influence politique ou autre, n'auront d'autre drapeau que celui de la Charité.*

(1) Un des lauréats de la Société protectrice de l'Enfance de 1873, M. le docteur Vedel, à Lunel (Hérault), propose, pour accroître la fortune des Sociétés protectrices de l'Enfance, d'instituer le sou des Mères, à l'exemple du sou des Chaumières, du sou de la Ste-Enfance, etc.

moyen de généraliser l'allaitement maternel [1], introduction dans les Bibliothèques des communes et des cantons de tous les ouvrages qui traitent de l'allaitement maternel, création de Sociétés de Charité Maternelle, qui donnent des secours aux mères de famille dans l'indigence et les engagent à nourrir elles-mêmes leurs enfants [2], recueillir les statistiques de ces sociétés relatives à la mortalité des enfants et en demander à celles qui ne font pas ces relevés annuels, protéger et encourager par des distinctions honorifiques les chefs des grandes industries qui, comme M. Jean Dolfüs, viendraient à créer des associations analogues à celles des femmes en couches des fabricants de Mulhouse, où l'allaitement maternel, *rendu obligatoire*, parmi les ouvrières de l'association, est très-favorable au nouveau-né; création de Sociétés Protectrices de l'Enfance dans toutes les grandes

(1) Voir page 174 les *Conseils aux mères et aux nourrices.*

(2) Aujourd'hui, comme alors, nous étions pour l'union des œuvres de l'Enfance.

« Ce que nous désirons bien vivement, c'est que les autres Œuvres qui, sous le même toit ou ailleurs, s'occupent de l'enfance, sachent bien que nous n'avons d'autre prétention que de combler les lacunes qu'elles peuvent présenter dans un labeur si compliqué et si important. Nous n'avons qu'une ambition, c'est de nous unir à elles pour éviter toute perte de forces utiles à l'enfance. » (Bullet. de la Soc. protect., p. 28).

villes, l'allaitement maternel remis en honneur, encouragé, récompensé par les Sociétés de Bienfaisance et de Charité Maternelle, propagande en sa faveur, surtout dans les centres où s'exerce l'industrie nourricière, institution de crèches destinées à faciliter l'allaitement maternel dans les classes ouvrières (1).

(1) Le temps n'a fait que corroborer notre foi dans l'importance du rôle des Sociétés protectrices de l'Enfance relativement à la généralisation de l'allaitement maternel, *à la condition que ces sociétés appellent de tous leurs vœux des réformes dans l'éducation de la femme riche et secourent la femme pauvre.*

Pour atteindre ce dernier but, il faut :

1. Que les Comités de patronage qui doivent être créés par l'administration dans les communes soient recrutés, autant que possible, *parmi les membres des Sociétés protectrices de l'Enfance ou des Sociétés de Bienfaisance*;

2. Que les secours soient donnés sous forme de bons de pain, de viande, de lait, de médicaments urgents, de vêtements, de préférence aux mères qui allaitent au sein, à l'allaitement mixte ou au biberon;

3. Que les distributions soient hebdomadaires et faites par l'intermédiaire des Dames patronnesses, des médecins inspecteurs ou des autres membres des Comités de patronnage des communes qui voudront bien accepter cette mission charitable ;

4. Que les visites soient faites *à domicile*, ce qui permet l'établissement de rapports plus intimes d'où naissent plus de confiance et plus d'influence au point de vue de l'allaitement maternel et de l'hygiène des enfants, et ce qui rend possible le contrôle du bon emploi des secours ; encourager les chefs de famille, le père et la mère, à faire partie de Sociétés mutuelles de prévoyance:

5. Les médecins inspecteurs choisis autant que possible parmi les membres de l'association des médecins de France.

Quels que soient, du reste, les services que les Comités de patronage des communes sont appelés à rendre, l'inspection médicale bien faite devra toujours en être la base, et nous avons, dans nos dévoués confrères, un élément organisateur de ces Comités, disais-je dans mon rapport. (*Loco citato*, page 20).

A propos du rôle de la Dame patronnesse dans les Comités de Pa-

Tels sont, je le répète, les moyens qui me paraissent les meilleurs pour généraliser l'allaitement maternel, et je ne crois pas avoir trop élargi le cercle d'action des Sociétés Protectrices de l'Enfance (1).

tronage, nous disions dans le bulletin déjà cité, pages 15 et 16 :

Le rôle de la Dame patronnesse est considérable dans ce fonctionnement; il ne se réduit pas à remettre le secours matériel; dans ses visites hebdomadaires, elle donne en même temps le secours intellectuel et moral, bien autrement important. Le secours matériel ne doit être considéré que comme un moyen d'arriver, chaque semaine, jusqu'à l'enfant et à la mère.

Huit jours! que de péripéties dans ce laps de temps dans la famille du pauvre! Que de fois, en effet, des bons de lait remis à propos sont venus assurer le but constant de nos efforts, la conservation de la vie des enfants; mais que de fois aussi, des secours d'un autre ordre sont venus porter la vie en portant la lumière!

Que nos Dames patronnesses nous permettent de leur témoigner ici notre bien vive gratitude pour tout le bien qu'elles font aux enfants de notre Société. Ici, c'est un sage conseil sur une question d'allaitement; là, une explication sur un procédé de nourrissage; un préjugé vaincu, une leçon d'hygiène ou d'éducation. Que de pauvres gens une heureuse inspiration a relevés, sauvés! les uns, en leur révélant des moyens de travail, d'industrie, et, par suite, de bien-être pour toute la famille; les autres en les ramenant dans la voie dont ils ne s'écartaient bien souvent que par ignorance. De celui dont la main est ouverte, que n'est-on pas disposé à écouter? Et ces liens de mutuelles confiance et d'affection que nous avons vu naître et se développer, dans ces visites faites à l'enfant du pauvre, entre des êtres placés par la Providence dans des positions différentes, et sans lesquelles une société ne peut exister, ne réalisent-ils pas cet idéal tant cherché de la fusion des classes?

Telle est la part de la section des secours dans l'Œuvre de la protection de l'enfance. Le secours rend le patronage efficace.

(1) Indépendamment des Crèches instituées par M. Marbeau, un disciple de Saint-Vincent-de-Paul, dont nous demandions l'établissement dans tous les centres populeux, nous ajoutions :

Mais le nombre des Crèches devant toujours être insuffisant, nous ne saurions trop engager les Dames patronnesses à s'organiser pour procurer du travail aux mères de famille, qui pourraient alors se

A la Société Protectrice de l'Enfance de Paris, qui déjà a rendu de si grands services à la cause de l'enfance, reviendra un jour la gloire d'avoir fait disparaître de nos mœurs l'allaitement mercenaire et d'avoir généraliser l'allaitement maternel.

consacrer à l'allaitement et à l'éducation de leurs enfants : c'est là l'Œuvre de la Crèche à domicile.

« Le plus grand bienfaiteur de son pays, a dit M. Gladstone, serait » celui qui inventerait une industrie donnant à chaque mère de » famille le moyen de gagner quelque chose sans quitter le foyer » domestique,[1] »

Puis à propos des filles-mères dont l'enfant réclame le patronage, nous disions aussi dans le compte-rendu cité plus haut :

A côté des mères qui ne veulent ou ne peuvent pas nourrir, nous trouvons celles qui n'osent pas le faire; telles sont les filles-mères, dont quelques-unes pourtant se laissent guider par l'instinct maternel et préfèrent garder leur enfant. C'est à ces derniers que doit s'adresser plus particulièrement notre Œuvre, soit pendant la période des formalités pour obtenir les secours départementaux, qui ne se font pas attendre, à Bordeaux, il faut le reconnaître, soit pour ajouter nos secours à la faible allocation qui, depuis la fermeture des tours, leur est donnée par l'Assistance publique.

Et, puisque nous parlions des filles-mères. il serait bien heureux que la charité privée créât un de ces asiles de repentir, un de ces refuges comme il en existe à Paris, pour les filles-mères qui désirent se réhabiliter par le travail et l'accomplissement des devoirs de la maternité. Aux Membres de notre Société, à nos Dames patronnesses surtout, de provoquer la création d'un de ces établissements de moralisation et de protection de la vie des enfants.[2]

(1) De la situation des ouvriers en Angleterre, 1873, page 124.

(2) « Chez les femmes qui ont commis une faute, le sentiment du devoir est combattu par celui de la honte. Pour les encourager dans le bien on leur doit. non-seulement des secours, mais le secret.» (Rapport de la Commission des prix de 1873 de la Société protec. de l'Enfance de Paris).

CONSEILS AUX MÈRES ET AUX NOURRICES

D'APRÈS LES INSTRUCTIONS DE L'ACADÉMIE DE MÉDECINE ET DE LA SOCIÉTÉ PROTECTRICE DE L'ENFANCE DE PARIS.

La santé de la femme qui allaite a la plus grande influence sur la santé de son nourrisson. Il faut donc qu'elle évite tout ce qui pourrait amener chez elle un trouble quelconque dans ses fonctions,

Il est bon qu'elle se livre à quelques travaux pour occuper ses loisirs, mais sans aller jusqu'à la fatigue. •

S'il survient une nouvelle grossesse, elle cessera l'allaitement. En cas d'indisposition, elle donnera le sein moins souvent et ne tardera pas à consulter un médecin.

Hygiène du nourrisson. — Un enfant bien portant ne doit téter que toutes les deux à trois heures dans le jour, pour avoir le temps de digérer, et deux fois dans la nuit, pour laisser à la femme qui allaite un repos suffisant.

Jusqu'à l'âge de cinq mois, le lait de femme (celui de sa mère surtout) sera son aliment.

Après cet âge, si le lait de femme est insuffisant, on donnera concurremment du lait de vache ou de chèvre, de bonne qualité, tiède et coupé avec de *l'eau pure* légèrement sucrée (cette addition d'eau sera proportionnée à la richesse du lait et aux forces digestives de l'enfant. — Pour faire boire ce lait, employer un biberon en verre avec téterelle en caoutchouc pur et *non vulcanisé,* qu'on nettoiera avec soin chaque fois qu'on s'en sera servi

A défaut de lait de femme, dès les premiers jours de la naissance, se servir de lait de vache ou de chèvre coupé d'abord par moitié, puis quelques semaines après, par quart d'eau sucrée, en suivant les indications de l'article précédent. (Se rappeler que l'allaitement au biberon, sans le secours du sein, augmente beaucoup les chances de maladie et de mort des enfants).

Eviter l'usage des *suçons* en linge ou en éponge que l'on met quelquefois dans la bouche de l'enfant pour apaiser ses cris.

Le médecin, seul, peut déterminer l'époque à laquelle il est utile d'ajouter au lait, des aliments plus substantiels, tels que de légers potages faits avec le lait et du pain blanc, de la farine séchée au four, du riz, des fécules.

Vers sept ou huit mois on pourra essayer de faire prendre à l'enfant des aliments plus solides, tels que la croûte de pain sèche ou trempée dans du bouillon. Aux repas, on lui fera boire de l'eau rougie et légèrement sucrée.

Les sucreries et la pâtisserie seront absolument exclues du régime.

Les déjections doivent être d'une couleur jaune, bien liées et d'une consistance moyenne. Si elles deviennent vertes ou brunes, avec un mélange de grumeaux blancs, ou si elles sont liquides et fréquentes, ce sont autant de signes de maladie qui doivent faire appeler le médecin. Il en sera de même dans les cas de constipation ou de vomissements fréquents.

Règle générale. — Il ne faut jamais négliger les indispositions chez les enfants en bas âge, sous peine de les voir promptement s'aggraver. Il est de la plus haute importance de faire prévenir le médecin en temps utile et de ne donner aucun médicament avant son arrivée. En attendant, on devra donner le sein moins souvent, et on supprimera tous les autres aliments. Chaque matin, avant la mise au sein ou le premier repas, on fera la toilette de l'enfant, avec de l'eau fraîche en été et légèrement tiède en hiver, ce qui ne dispensera pas de le laver dans la journée chaque fois qu'il se sera sali. Après chaque lavage, on essuiera avec un linge sec toutes les parties qui ont été mouillées et on saupoudrera les plis de l'aîne, des fesses, du cou et des aiselles avec de la poudre d'amidon, de lycopode, etc.

On a tort de croire que la crasse ou les croûtes qui s'accumulent sur la tête doivent être respectées.

On les fera disparaître graduellement avec une brosse de chiendent, après les avoir, au préalable, humectées avec de l'huile d'olive ou de la glycerine et lavées avec de l'eau savonneuse tiède.

Entretenir la propreté, à l'aide de bains tièdes, deux ou trois fois par semaine, à moins de circonstances particulières. La durée de ces bains, sera, selon l'âge, de cinq minutes à un quart d'heure. Rejeter absolument l'usage du maillot complet qui enveloppe et serre ensemble les membres et le corps, car, plus l'enfant a de liberté dans ses mouvements, plus il devient robuste et bien conformé. L'enfant sera vêtu plus ou moins chaudement, selon les saisons ; mais il faut toujours le préserver avec soin du froid ou des excès de chaleur, soit au dehors, soit dans l'intérieur des habitations, dans lesquelles pourtant l'air doit être suffisamment renouvelé.

La bande et la compresse du nombril doivent rester appliquées pendant un mois ; mais il faut avoir soin de les changer, toutes les fois qu'elles sont mouillées.

On ne saurait trop surveiller les épingles qui fixent le maillot et peuvent blesser l'enfant.

Il n'est pas prudent de sortir l'enfant avant le dixième ou quinzième jour, à moins que la température soit très douce.

Il est dangereux de coucher l'enfant dans le même lit que sa mère ou toute autre personne.

Il ne faut pas se hâter de faire marcher l'enfant, mais on doit le laisser se traîner à terre et se relever seul ; il faut donc rejeter l'usage des chariots, paniers, etc.

Sevrage. — Le sevrage ne doit avoir lieu qu'après la percée des douze ou seize premières dents, lorsque l'enfant est en bonne santé et pendant le calme qui suit la sortie de plusieurs dents. Jusqu'à cette époque, pour peu que l'enfant tête encore, c'est une ressource précieuse en cas de maladie.

On procède au sevrage en habituant l'enfant à prendre des aliments autres que le lait, en lui donnant le sein plus rarement et en le lui refusant d'abord absolument la nuit. On choisit à cet effet le printemps ou l'automne.

FIN

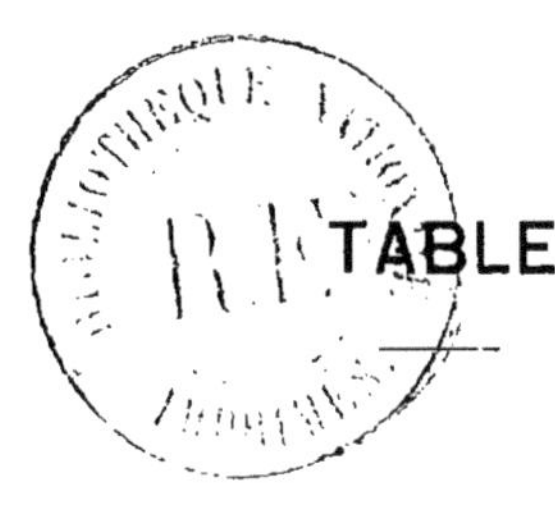

TABLE

www.ingramcontent.com/pod-product-compliance
Ingram Content Group UK Ltd.
Pitfield, Milton Keynes, MK11 3LW, UK
UKHW022106260726
13993UKWH00001B/345

9 782329 122298